U0010719

糖尿病照護，你做對了嗎?

TYPE 1

糖尿病照護必修課

（ 圖解飲食、運動與藥物治療，
教你用智慧正確抗糖 ）

游能俊 醫師｜審定　陳宜萍 營養師｜監修

智抗糖編輯室｜撰文

TYPE 2

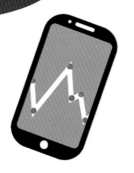
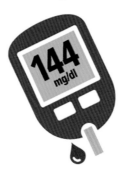
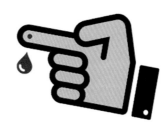
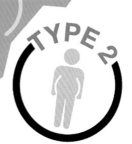

晨星出版

杜思德 醫師
彰化基督教醫院 新陳代謝科醫師
中華民國糖尿病衛教學會 第八屆理事長

　　認識智抗糖，是從醫護端的照護平台和糖尿病患者的手機 app 開始。智抗糖 App 除了能讓病患方便記錄血糖之外，在醫療平台上也可以即時看到病患輸入的血糖值和飲食內容，做線上遠距的照護，而且使用簡單方便清楚。當病患回診時，醫師與營養師能根據平台上的歷史紀錄，給予更多個人化的建議，提升照護效率和品質，並拉近與病患之間的距離。

　　這本書承襲智抗糖一貫的作風，簡單易懂，除了對控糖的四大原則——飲食、運動、用藥和血糖監測多有著墨外，針對日常生活中糖友常見的問題以及迷思，也都有精闢的解說，對糖尿病患來說，是很實用的內容。

　　一開始學習管理血糖不容易，沮喪挫折在所難免，但知道如何找出問題點，並尋求適當的協助，是糖尿病患在疾病管理過程中必須學習的功課。為了自己的健康，學習管理血糖的方法，絕對是一件很好的人生投資，希望每一位糖尿病患都可以找到適合自己、身體力行、且為好的生活型態，努力抗糖！

糖尿病之父林瑞祥 教授
現任林瑞祥教授診所 所長
中華民國糖尿病衛教學會第一任理事長
輔仁大學醫學院名譽副院長、名譽教授
國立臺灣大學醫學院名譽教授

　　行醫 50 年有餘，很多病友都不知道自己有糖尿病，在確診有糖尿病之後，往往也不了解要怎麼控管血糖，若只是定期回診拿藥，而沒有改變日常的生活、飲食習慣，這樣的控糖效果往往是有限的。糖尿病管理的重點在於衛教，醫生不只是開藥，也要與營養師、衛教師一起，幫助病友建立正確的觀念，讓病友學會如何在生活中管理血糖。

　　透過衛教分享，不少病友都成功地把觀念落實在日常飲食中，將糖化血色素降到 7 以下，這更說明了衛教知識對糖尿病患者的必要性。智抗糖編輯室出的這本《糖尿病照護必修課》就是在傳達正確的衛教知識給病友，病友在回診時可以報告最近的狀況，給醫療團隊參考調整，平常也可以反覆閱讀這本書了解其他控糖知識，相信對病友在控糖上會有所幫助。

　　照顧好自己的健康，是每個人一生的課題，或許過程中會有低潮沮喪，但不要放棄，要學會以積極得心態去面對健康的變化，才能與糖尿病和平共處。

許惠恒 院長
臺中榮民總醫院院長
新陳代謝科醫師

　　根據國民健康署統計，全國約有 200 多萬名糖尿病病友，而且每年持續快速增加中，因此，糖尿病相關的預防與治療策略在健康照護的地位也益形重要。醫護人員要如何在除了病患到醫院看診的時間之外，好好地傳授相關知識以加強糖尿病友們在日常生中有效的自我管理，確實是個非常大的挑戰，主要是受限於看診時間與人力的不足。然而糖尿病是一種與生活習慣有密切相關的疾病，如果民眾對糖尿病有一些基礎的認識，在接受醫療專業衛教員的解說時，可以更容易理解，也比較願意去接受調整。這樣就能協助糖友做好日常的飲食管理，建立良好的生活習慣，加上規律使用藥物，讓醫師的治療達到更理想的成效。

　　建立糖尿病自我照顧的正確知識非常重要，而將知識轉變成正確的行為，改變更重要！

　　這本書以淺顯易懂的文字搭配圖像的解說，讓病人與家屬更容易理解，除了讓糖友認識糖尿病的類型與發生的原因外，還針對大家最不擅長的飲食部分多有著墨，詳細解說飲食與血糖之間的關係，唯有讓糖友了解自己吃下的東西對血糖的影響，才能讓糖友在選擇食物時可以更加注意。此外，書中也收錄「糖尿病的併發症」議題，讓糖友更了解併發症的預防與改善，如果能在初期就把血糖控制好，做到「預防勝於治療」，就能大大降低併發症的發生。如此，糖友們才能與「甜蜜生活」和平共處，享受更好的生活品質。

　　知己知彼才能百戰百勝。對糖尿病的防治，有了實用的工具書為輔，除了協助糖友具備疾病相關知識，提高自我管理的意識外，也可以提出問題與醫護人員做討論，再配合臨床醫師的治療來達到理想的目標控制，不僅是醫病雙贏，也是廣大糖尿病友的福音。

推薦序

游能俊 醫師
現任游能俊診所 院長
現任宜蘭愛胰協會 創會理事長＆榮譽理事長

　　健康是人生課題，但人們往往只有在生病之後，才真正開始認識學習，如何與疾病共處。在這門《糖尿病照護必修課》裡，雖然您可以透過每次的診療，從醫療團隊的指導中獲得所需的照護資訊與建議；但那些大多是簡短、片段、被要求要遵守的事項。但關於飲食、運動、用藥、血糖監測、定期併發症檢查等，這些健康照護事項的學習，在您確診的那一刻起，便會湧入您的生活中。這是一輩子的課程，且大多數的時間，您得自己運用所學去面對，而解題的方程式多樣性，更不可能一成不變。因此，擁有這本參考工具書，可以幫您得到更完整的照護知識，不疾不徐，從容理解，還能隨時複習解惑。

　　「智抗糖」是一個幫助糖友的 App，在游能俊診所已使用多年，除了可將基本的血糖資料紀錄上傳外，智抗糖是目前市面上唯一具備血糖分析診斷功能，能提供智能引導與學習的 Ap。自從上市後，智抗糖團隊的糖尿病衛教師，除了提供線上問答服務外，更致力於衛教資料製作，這本書的誕生，可以說是團隊的心血結晶，也是糖友提問與心得的共同創作。

　　「糖尿病照護必修課」是一堂不點名的自修課，調理血糖需要剝絲抽繭才能撥亂反正，閱讀後的運用，才是自己的成績單，請加入「智抗糖」延續終生學習，讓智能醫療能成為您在控糖之路，一起成長與陪伴的好夥伴。

智抗糖編輯室 陳宜萍 營養師

　　從事臨床工作四年多，除了直接在門診與糖友面對面的接觸之外，有更多的時間是與糖友在線上做諮詢與追蹤管理，並深入了解到糖友們的日常生活以及常會遇到的問題。糖友們除了一開始不認識糖尿病外，最大的問題在於飲食上不知道要如何調整，很多病患認為得病後就不能吃澱粉，事實上糖友不是不能吃含醣類的食物，而是要均衡飲食，才能有健康長久的身體。所以書中除了讓大家更知道糖尿病的成因之外，也詳細介紹了不同種類的食物與外食對血糖的影響，希望糖友們都能在不挨餓的情況下，吃得健康，吃得更安心。

「沒有控制不下來的血糖，只有看你願不願意去做改變。」

　　這是我常跟糖友說的一句話。有些人可以在三個月內從糖化血色素 13％ 降到 7％，但也有些糖友控制了 10 年，糖化血色素依舊在 8-10％ 徘徊，原因除了自己的控糖決心不夠，更多的狀況是不知道為什麼血糖會偏高、找不到問題出在哪裡，所以書中也將糖友常遇到的控糖問題一一點出，進而幫助糖友早日將血糖控制在理想範圍內，養成控糖習慣，讓控糖事半功倍！

　　最後也希望糖友們在看完這本書後都能有所收穫，除更了解自己的身體狀況，也要勇於跟你的醫療團隊做病情上的討論，唯有多了解自己的身體、並將遇到的問題記錄下來，才能讓醫護團隊可以更有效率的協助你，讓我們一起運用智慧抗糖吧。

　　一起智抗糖吧！

目錄

「基礎觀念」篇

「日常照護」篇

「常見問題」篇

基礎觀念篇

第一章

與糖尿病
和平共處

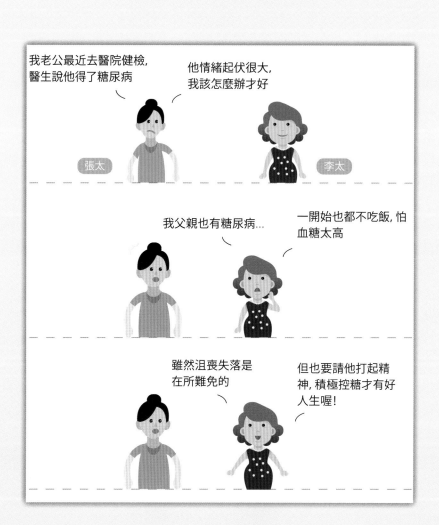

罹患糖尿病的心理調適

　　每個人在面對不同疾病時，一開始心理常會覺得低落、甚至還不能接受生病的事實。剛確診為糖尿病的患者也會面臨這個問題，「為什麼我會得糖尿病？」或者明明已經做了飲食管理、為什麼血糖還是無法降到正常標準。這時候還請打起精神，因為你已經試著想讓自己變得更好，除了生活習慣的改變，聆聽醫師的建議進行治療，對於病情改善同樣有很大的幫助。更重要的是，要學會如何跟疾病相處，用正面的態度擁抱糖尿病，取代消極的面對疾病，才是正確與糖尿病共存的解決之道。

剛確診糖尿病，如何化危機為轉機？

　　接受有糖尿病的事實、調整生活作息、遵循醫師指示治療，糖尿病的生活並不可怕。罹患糖尿病其實只是身體發出訊息——要你好好檢視自己目前的飲食內容、生活作息、運動習慣有沒有正常？是不是哪裡出了問題？自己跟 10 年前的體重比起來有沒有增加？

　　請試著先列出自己在忙碌的工作環境下，忽略已久的健康問題有哪些？重新認識自己、愛惜身體、改變不好的習慣，就可以預防其他慢性病發生。很多糖友都反應，經由自己飲食的改變，也連帶改變了家人的飲食觀念，讓整個家庭都吃得更健康、更均衡。

加入糖尿病團體，尋求協助

　　剛開始面對疾病可能會覺得傍徨、不知所措，此時可以尋求醫院的醫師、衛教師給予更多糖尿病相關的知識。只要更了解糖尿病，就越知道該如何去掌控自己的健康。另外也可以透過醫院舉辦的病友團體或社群網站上的許多糖尿病相關的粉絲團，如糖尿病活久久、糖尿病互動網等，學習糖友們控糖的經驗，藉由彼此的互相交流，讓自己在控糖路上不會感覺到孤單。

如何接受糖尿病

　　沒有人不會生病，體重過重其實也是屬於慢性病的一種，但似乎大家對於體重過重的病識感沒有糖尿病來得強烈，一般人都很怕自己被貼上有「病」的標籤，糖友不妨可以換個角度思考：其實自己目前有血糖偏高的問題，在心態調適會有更好的效果，而且可以讓自己更勇於接受治療。

　　不管是血糖偏高或是有糖尿病，想要達到的目標都一樣：讓血糖降到平穩的數值，並避免糖尿病併發症的發生。

七個觀念正確認識糖尿病

　　為了有效預防糖尿病惡化與併發症的發生，以下提供 7 個糖尿病相關事實，幫助糖友建立正確的觀念：

1. 享受美食之餘也要注意飲食的含醣量和均衡。
2. 可以四處遊山玩水，但請攜帶足夠的血糖藥物和急救糖，以備不時之需。
3. 在血糖控制好的情況下，一樣能夠懷孕生子。
4. 盡可能將血糖控制在正常範圍，避免併發症的發生。
5. 平常就要測量血糖，才能隨時掌握自己的血糖狀況，做進一步的修正。
6. 正視自己的健康問題，並尋求正常的管道就醫，讓控糖更順利。
7. 只要有心，沒有降不下來的血糖。

四個階段做好心理調適

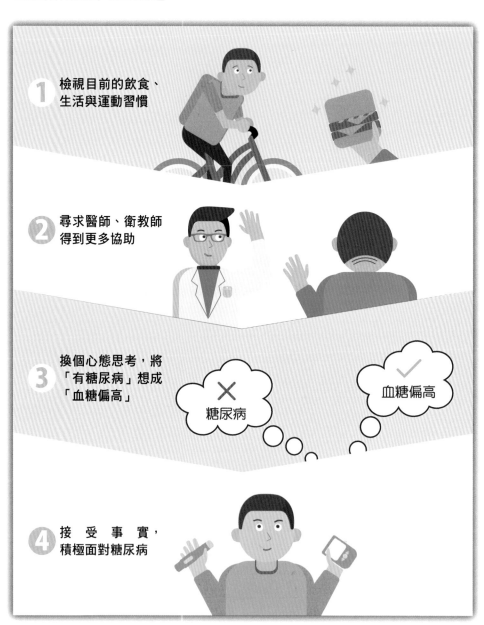

1 檢視目前的飲食、生活與運動習慣

2 尋求醫師、衛教師得到更多協助

3 換個心態思考,將「有糖尿病」想成「血糖偏高」

✕ 糖尿病

✓ 血糖偏高

4 接受事實,積極面對糖尿病

「基礎觀念」篇

控糖生活的五大原則

剛確診時莫驚慌，五大原則找到你的控糖節奏感

根據國健署 2016 年統計資料顯示，全台灣約有 200 萬糖尿病患者，並以每年增加 25 萬新確診病患的速度數字持續上升。2014 - 2017 年糖尿病的盛行率已達到 10.12%，也就是約每十人就有一人在與糖尿病對抗。剛發現自己有糖尿病的糖友往往會十分慌張，一時不知道該怎麼吃、怎麼調整生活習慣才能與糖尿病和平共處。智抗糖整理了五大原則，讓新手糖友也能不慌不忙的找到適合自己的控糖節奏。

原則一：均衡飲食

飲食是最多糖尿病友遇到的問題，許多糖友剛確診時因為不熟悉該怎麼吃；甚至誤信偏方，只吃單一類食物；或完全不攝取澱粉，採用激烈的方式調整飲食。其實，只要均衡飲食，學會分量的計算，糖友還是可以享受吃的權利。建議糖友們可以從檢視原本的飲食習慣開始做起，是否攝取太多精緻類澱粉？蔬菜的分量充足嗎？找到問題後從中調整，一步一步建立新的健康飲食習慣。

原則二：規律運動

研究顯示，運動能有效促進胰島素的分泌，運動與飲食、藥物同樣是控制糖尿病的重要元素。現代人久坐、缺乏運動是導致第 2 型糖尿病的危險因子之一，如果確診前沒有運動習慣，多爬一層樓梯、飯後散步都是很好的入門選擇。另外，第 1 型、第 2 型糖友在運動上要注意的事項不盡相同，本書後面會再分別做詳細介紹。

原則三：適當紓壓 / 保持心情愉悅

心理或生理的壓力，都會導致壓力賀爾蒙分泌，進而影響血糖的波動。所以維持良好的心情，找到紓壓的方式也很重要。

原則四：正常作息

　　良好的睡眠對血糖的控制也十分重要。研究顯示，當睡眠時間不足時，胰島素的敏感度就會下降，導致血糖升高。因此維持良好的睡眠品質以及足夠的睡眠時間是必備的。

原則五：理想體重

　　在 2018 年糖尿病臨床照護指引中指出：「減去原本體重的 5-10%，同時配合增加活動量達每週至少 150 分鐘，可以降低第 2 型糖尿病的風險。」由此證明，控制體重可有效預防糖尿病的發生。另一方面，糖友如果能將體重控制在合理的範圍 (BMI 18.5-23.9)，不僅能改善高血糖問題、減少胰島素阻抗，更進一步甚至可以減少藥物使用量，讓身體維持在健康平衡的狀態喔。

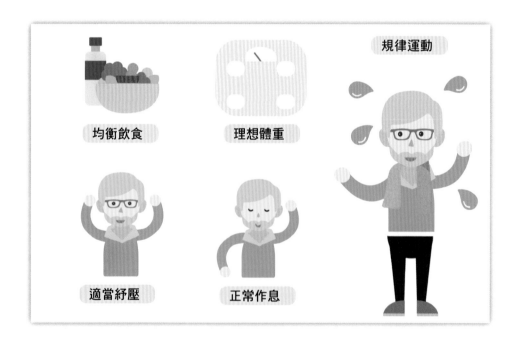

均衡飲食　　理想體重　　規律運動

適當紓壓　　正常作息

如果我有糖尿病，我該去哪裡看診

　　很多人第一次聽到自己有糖尿病，可能是從健康檢查報告中得知，或是發現自己有典型的糖尿病症狀，如吃多、喝多、尿多但體重減輕等現象，而開始懷疑自己有糖尿病。但到底要去哪裡看診，真的會一頭霧水，不知所措，以下就先介紹幾個糖尿病相關資訊給新生糖友參考。

糖尿病就診科別

　　糖尿病是屬於內分泌相關的疾病之一，如果是大醫院，建議掛「內分泌新陳代謝科」；一般診所，可先確認診所是否符合「糖尿病健康促進機構」的醫療院所。在符合這項要求的診所看診，除了可以確保醫師的專長在糖尿病外，診所也都符合「糖尿病共同照護網」的資格，能提供糖友較完整的糖尿病治療與後續追蹤，讓你在控制糖尿病上可以更全面。

什麼是糖尿病共同照護網

　　糖尿病的病程是緩慢且無明顯症狀，根據國健署統計，台灣 18 歲以上糖尿病的盛行率高達 11.8%，共超過 200 萬名糖尿病患，每年確診的病患數量仍不斷攀升，所以要透過跨領域的共同照護，來做到更有效的糖尿病管理。

　　糖尿病共同照護網是由專業醫師、糖尿病衛教師、營養師和藥師所組成，藉由團隊的共同照護，協助糖友控制血糖，減少併發症的發生。

如何加入糖尿病共同照護網

1. 找到符合健康促進機構的醫療院所就診。
2. 就診後，90 天內在該院所同一位醫師診斷為糖尿病且至少就醫達 2 次 (含)以上。

3. 一旦符合資格，醫師即可幫您加入共同照護網。

糖尿病共同照護網內的醫事人員認證要求

為了提升糖尿病共同照護網的品質和功能，糖尿病共同照護網內的醫師、衛教師、營養師、藥師除了上班時間外，每年也都需要利用自己下班時間進修提升，並接受糖尿病衛教學會舉辦的相關課程，6 年內需累積一定學分數的進修，而且每 6 年就需重新累積，所以每次接受完衛教，別忘了跟辛苦的衛教、醫護人員説聲謝謝喔！

如何選擇醫療院所？

除了選擇有糖尿病共同照護網的院所外，糖友還可以根據以下網址選擇照護品質優良的糖尿病診所。

台灣醫療院所糖尿病照護品質排行榜

台灣醫療院所糖尿病照護品質排行榜，是成功大學的健康資料加值應用研究中心根據健保資料庫，依據糖尿病患在各醫療院所內接受糖尿病相關的檢測比率 (包含糖化血色素、空腹血脂、尿蛋白和眼底檢查)，來評估醫療院所對糖尿病患的照護品質，供糖友們參考。

全民健康保險醫療品質資訊公開網

健保署的醫療品質資訊公開網，也可以讓糖友查詢各醫療診所的照護品質，指標項目包含糖化血色素、空腹血脂、眼底檢查、尿液蛋白質等，只要簡單輸入「地區、年度、指標項目」等，就能看到該年度底下該地區醫療院所的品質分析。

糖尿病是一種需要長期投入心力照護的慢性疾病，善用身邊的資源，讓專業的醫護人員陪你一起對抗糖尿病、留意飲食與血糖的變化，面對糖尿病，你可以不用孤軍奮戰。

糖尿病照護網免費服務與檢測項目

　　加入糖尿病共同照護網後的費用都有健保給付，所以不會額外增加就醫支出。不僅有營養師、衛教師給予專業的建議，固定時間還會提供身體檢查服務！提供的免費服務與檢測項目，包括下列幾種：

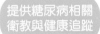

提供糖尿病相關衛教與健康追蹤

評估飲食狀況，給予建議與調整

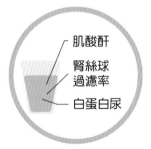

營養師與衛教師諮詢服務

眼底檢查

眼睛檢查

眼睛：眼底檢查，
　　　1 年檢測 1 次。

脈搏
神經病變

足部檢查

足部：脈搏、神經病變檢測，
　　　1 年檢測 1 次。

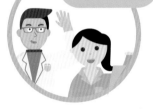

肌酸酐
腎絲球過濾率
白蛋白尿

尿液檢查

尿液：肌酸酐、腎絲球過濾率
　　　、白蛋白尿，1 年檢測 1
　　　次；若上述檢查有異常
　　　，則須追蹤，3 - 6 個
　　　月檢測 1 次。

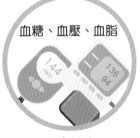

血糖、血壓、血脂

三高檢查

血糖：糖化血色素、空腹血糖，3 個月檢測 1 次。
血壓：每次回診都會做常規的檢測。
血脂：低密度脂蛋白膽固醇、高密度脂蛋白膽固
　　　醇、總膽固醇和三酸甘油脂，1 年檢測 1
　　　次；如血脂異常或是有服用降血脂藥物，
　　　3 - 6 個月檢測 1 次。

第二章

什麼是糖尿病？有哪幾種類型

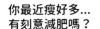

你最近瘦好多...
有刻意減肥嗎？

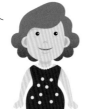

李太

沒有耶，食量都跟以前一樣。
可是我最近好累，而且很容易口渴
不曉得怎麼了...

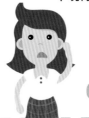

陳媽媽

要不要去看醫生啊？
這有點像糖尿病的症狀耶

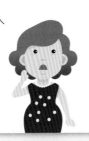

真的嗎...好...
我去檢查看看。

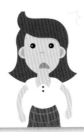

認識糖尿病

　　糖尿病其實就是血糖失衡的表現，正常人體進食後，血糖都會有上升的現象發生，而身體偵測到血液中葡糖糖濃度上升，胰臟中的 β 細胞就會分泌一種賀爾蒙 - 胰島素，來調降血糖。胰島素就像是一把開啟身體細胞大門的鑰匙，可以幫助身體將血中的葡萄糖進入身體細胞內產生能量，並同時讓血管中的血糖維持在適當的濃度。

　　一旦這個調解血糖的鑰匙「胰島素」出現了問題，體內的胰島素數量不足 (缺乏鑰匙) 或者是身體對胰島素的敏感度降低 (雖然有鑰匙，但是門的鎖頭壞了無法開門)，就會讓葡萄糖逐漸累積在血管中，無法進入細胞裡，造成身體血糖過高，長期高血糖的結果就會演變成糖尿病。

糖尿病常見 9 大症狀

　　糖尿病在初期是沒有特別明顯症狀的，如果沒有特別做身體檢查，很難發現自己已經罹患糖尿病。不過還是可以從一些身體的小變化，意識到自己是否有異常高血糖的情形，如果不確定自己是否有糖尿病，可以透過以下九種症狀來簡單判斷：

• 食慾增加 (多吃)	• 排尿次數增加及量多 (多尿)
• 不正常口渴 (多喝)	• 體重不正常減輕
• 視力模糊	• 傷口癒合慢
• 足部有針刺感	• 皮膚搔癢
• 不明原因容易疲倦、虛弱	

　　一般常聽到的「三多一少」為典型的糖尿病症狀，意即「吃多、喝多、尿多、體重下降」。如果發現你或你的家人朋友出現了以上症狀，建議早點就醫檢查，並透過抽血檢測來確定是否罹患糖尿病。

糖尿病的三大類型

　　糖尿病會因為發病的原因不同，而有不同的類型。接下來我們將會針對第 1 型糖尿病、第 2 型糖尿病和妊娠糖尿病分別做介紹。

第 1 型糖尿病

　　第 1 型糖尿病又稱「胰島素依賴型糖尿病」，特性在於胰臟分泌胰島素的 β 細胞功能受損，使得身體無法自行合成足夠的胰島素，需要依靠施打胰島素才能維持正常血糖平衡。

好發族群｜第 1 型糖尿病的發病年齡，大多出現在幼童及青少年時期，但並非只有孩童會罹病，也有可能出現在成年人身上。

發病原因｜目前還沒有確切的發病原因，醫學界普遍認為是患者本身遺傳基因的易致病性、環境、自體免疫系統等，這三種因素的相互作用造成。免疫系統異常可能是基因與環境兩大危險因子所誘發。

患者體內的免疫系統異常，讓自體抗體攻擊 β 細胞，使 β 細胞功能受損而導致第 1 型糖尿病。

環境因素則包含病毒傳染，例如先天性風疹症候群、克沙奇 (Coxackie) B4 感染、周產期因素 (媽媽懷孕時是子癇前症)、過早接觸牛奶等因子，刺激免疫系統反應，進而攻擊 β 細胞。

診斷標準｜判定是否為第 1 型糖尿病，需檢測胰島素分泌過程中的副產物「C-Peptide」的濃度，利用升糖素刺激試驗，來評估身體是否可分泌足量的胰島素。

檢測方法是先空腹抽血檢驗血清中 C-Peptide 濃度，接著注射 1 毫克升糖素，經過 6 分鐘後再抽血檢驗 C-Peptide 濃度。若空腹時 C-Peptide 濃度小於 0.5ng/ml，或是升糖素注射 6 分鐘後 C-Peptide 濃度小於 1.8ng/ml，或是注射 6 分鐘後和空腹時 C-Peptide 濃度

相差小於 0.7ng/ml，即代表患者體內分泌胰島素的功能不足，便可以診斷為第 1 型糖尿病，須接受注射胰島素治療。

第 2 型糖尿病

　　第 2 型糖尿病又稱「非胰島素依賴型糖尿病」，罹患第 2 型糖尿病的患者胰臟還有能力分泌胰島素，但因為胰島素分泌減少、胰島素的作用降低，或兩者皆有缺失，導致身體無法有效的利用胰島素，造成血糖異常。一般會使用口服藥或是注射藥物（胰島素、腸泌素）來進行治療。

好發族群

第 2 型糖尿病的好病年齡通常在 30 歲以後，但其實第 2 型糖尿病在任何年齡都有可能發生，近幾年青少年發病人口也逐漸增加。通常在確診第 2 型糖尿病的前幾年，雖然身體沒有明顯症狀，但血糖卻已經開始出現異常。

第 2 型糖尿病常見的危險因子包括：遺傳、年紀、飲食生活型態不良、肥胖、缺乏運動、有代謝症候群、婦女在懷孕時有妊娠糖尿病，或產下出生體重大於四公斤的嬰兒，以上都是高危險族群。隨時留意自己的健康狀況，查看自己是否屬於高危險群、看看有沒有符合的危險因子，才能適時介入並有效預防第 2 型糖尿病。

發病原因

與患者本身的生活習慣、飲食內容，家族遺傳、年齡等因子相關。

1. **肥胖**：不良的生活習慣和飲食內容會導致肥胖，進一步增加胰島素阻抗，造成周邊組織對胰島素利用率下降，也就是身體對胰島素反應不佳，讓葡萄糖無法順利進入到細胞內。

2. **年紀**：隨著年紀愈大、器官使用愈久，器官功能就會逐漸衰退。當胰臟功能剩下 50% 時，身體沒有足夠的胰島素來降低血糖，血糖就會偏高。

3. **遺傳**：研究指出，一般如果家人爸爸或是媽媽其中有一個人是第 2 型糖尿病，那小孩會有第 2 型的機率是 40%，如果爸爸和媽媽兩人都有糖尿病，那小孩會有第 2 型的機率是 70%，除了遺傳的關係外，加上一家人的飲食、生活型態類似，大大的提升了 2 型糖尿病的發生機率。

診斷 標準	糖尿病診斷標準有四項： 1.糖化血色素 ≧ 6.5% 2.空腹血糖 ≧ 126mg/dL 3.口服葡萄糖耐受試驗兩小時 　血糖 ≧ 200mg/dL 4.有明顯的高血糖三多一 　少症狀（吃多、喝多、尿 　多、體重減輕）且隨機血糖 　≧ 200mg/dL。

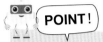

POINT！

前3項只要符合2項，或是有第4項，則可診斷為糖尿病，建議儘早接受適當的治療。

糖尿病的診斷標準圖

	正常血糖	確診第 1 型糖尿病	確診第 2 型糖尿病
糖化血色素	<5.7%	≥6.5%	
空腹 8 小時血糖	<100mg/dL	≥126mg/dL	
口服葡萄糖耐受 試驗兩小時	<140mg/dL	≥200mg/dL	
C-Peptide 濃度	-	1.空腹 <0.5ng/ml 2.升糖素注射 6 分鐘後 　<1.8ng/ml 3.升糖素注射 6 分鐘後 　和空腹時的濃度相差 　<0.7ng/ml	-
隨機血糖	<200mg/dL	-	≥200mg/dL 且符合典型糖尿病症狀
備註	-	C-Peptide 濃度 3 項檢測中，只要符合 1 項，即可確診為第 1 型糖尿病。	前 3 項只要符合 2 項，或是隨機血糖 ≥200mg/dL，則可診斷為第 2 型糖尿病。

妊娠糖尿病

　　妊娠糖尿病的特性是婦女在懷孕後期才會出現血糖異常的狀況。如果是在懷孕初期，就出現異常高血糖則不屬於妊娠型糖尿病，有可能是原本就有第 2 型糖尿病卻未發現。建議原本就屬於糖尿病高危險群的準媽媽，可以在初期先做成人糖尿病篩檢，進一步檢查是否有糖尿病。

好發族群
妊娠糖尿病常出現在體重過重、高齡、有過妊娠糖尿病、生產過巨嬰（≥4000 公克）、有糖尿病的家族史、或有多囊性卵泡症候群的女性身上。如果是屬於高危險族群的準媽媽們，建議在孕前可以先做好體重管理，減少妊娠糖尿病發生的機會。

發病原因
懷孕期間，因人類胎盤泌素、泌乳激素、動情素，以及腎上腺皮質素等賀爾蒙分泌增加，導致血糖增加。如果準媽媽體內的胰島素不足以調控血糖，就可能在妊娠後期出現高血糖的症狀，便為妊娠型糖尿病。

診斷標準
妊娠型糖尿病症狀並不明顯，因此準媽媽在第 24 - 28 週產檢時，會有一項口服葡萄糖耐受試驗，是用於篩檢出血糖異常的孕婦，確認是否有妊娠型糖尿病。早期發現便可盡早透過飲食、運動或藥物，將血糖控制得宜，避免增加生產時的風險。

妊娠糖尿病的診斷標準圖

依照美國糖尿病學會建議，將妊娠糖尿病檢查分為初步篩選、以及確認診斷的兩階段檢測方法。透過初步篩選，可發現近 80% 的妊娠型糖尿病準媽媽。首先，讓準媽媽口服 50 公克葡萄糖 (可不必空腹)，待 1 小時後測量血糖，若血糖大於等於 130mg/dL 或 135mg/dL 或 140mg/dL(依不同的醫療院所標準，會有些許差異，數值愈小，判斷愈嚴謹)，則必須接受進一步的診斷試驗。確認診斷需先測量空腹血糖，接著在準媽媽空腹口服 100 公克葡萄糖後的第 1、2、3 小時都測量血糖。如果 4 個時段有 2 個時間點超過標準數值，便診斷為妊娠糖尿病。

 口服50 克葡萄糖
(可不必空腹)

 空腹口服 100 公克葡萄糖，測量 4 個時間點的血糖，若有 2 個超過標準，即可確診

≥ 130 or 135 or 140 mg/dL
須進一步診斷

≥ 95 mg/dL　　≥ 180 mg/dL　　≥ 155 mg/dL　　≥ 140 mg/dL

另一種診斷方法是一階段檢測，同樣先測量空腹血糖，並在空腹口服 75 克葡萄糖後的第一、二小時測量血糖。上述 3 個時間點的血糖若有任何 1 次超過標準值，便診斷為妊娠糖尿病。

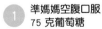 準媽媽空腹口服 75 克葡萄糖
做 3 個時間點的血糖監測，若有任何一次超過標準，即可確診

≥ 92 mg/dL　　≥ 180 mg/dL　　≥ 153 mg/dL

妊娠型糖尿病可能造成的風險

　　妊娠糖尿病如果控制不佳，不僅準媽媽容易有子癲前症、羊水過多等問題，亦會增加生產過程的風險，以及造成寶寶智力、神經受損等不健康狀態，可能造成的風險包括：

巨嬰症

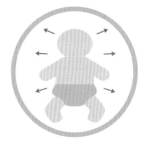

孕期寶寶生長過大，更容易導致生產過程困難。

肩難產

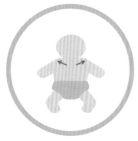

因寶寶軀幹和肩胛處增大的比例不正常，導致生產時寶寶無法順利產出。

新生兒低血糖

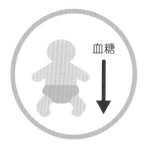

如果懷孕期間媽媽長期處於高血糖狀態，寶寶的胰臟會適應此血糖值並產生較多胰島素來調控血糖。但出生後，寶寶失去胎盤供應大量葡萄糖，而身體依然存有較多的胰島素，便會出現低血糖。

第 2 型糖尿病

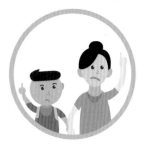

有過妊娠糖尿病的準媽媽會增加日後罹患糖尿病的機會。而寶寶長大過程中出現肥胖、糖尿病的機率也較高。

糖尿病前期——逆轉期

　　知道糖尿病不同的類型和發病原因後，有沒有辦法提前做預防的動作呢？其實針對第 2 型糖尿病在發病前會有一段 5-10 年左右的糖尿病前期階段，如果在前期就能提早發現，早期介入，就可以有效地避免第 2 型糖尿病的發生。

糖尿病前期

　　一般人的空腹血糖正常值會低於 100mg/dL，口服葡萄糖耐受測試兩小時後的血糖會低於 140mg/dL。如果空腹血糖 ≧ 126mg/dL，或口服葡萄糖耐受測試下的血糖 ≧ 200mg/dL，就會確診為糖尿病。

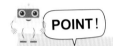

POINT！

> 糖尿病前期是指血糖高於正常值，但是還沒達到糖尿病標準之間的過渡期。

　　所以當空腹血糖介於 100 - 125mg/dL 屬於空腹血糖異常；或是口服葡萄糖耐受測試下，血糖介於 140 - 199mg/dL 屬於葡萄糖耐受不良，兩者皆屬於糖尿病前期。

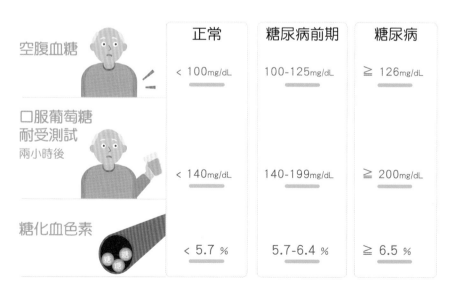

	正常	糖尿病前期	糖尿病
空腹血糖	< 100mg/dL	100-125mg/dL	≧ 126mg/dL
口服葡萄糖耐受測試 兩小時後	< 140mg/dL	140-199mg/dL	≧ 200mg/dL
糖化血色素	< 5.7 %	5.7-6.4 %	≧ 6.5 %

　　身體亮起警示燈了！你的血糖調節功能出現異常，但還沒達到糖尿病的診斷標準之間的過渡期。

定期檢查，早期發現，早期治療

　　在「糖尿病前期」的階段，雖然還不到診斷為糖尿病的標準，但其實血糖調節的功能已經出現異常了，身體亮起代謝異常的警示燈。此時採取健康生活型態：積極的飲食、運動及體重控制，血糖有機會回復正常，但若沒有做例行的健康檢查，血糖異常不易察覺，等到出現「多吃」、「多喝」、「多尿」、「體重減輕」等三多一少的症狀才就醫，此時可能就已罹患糖尿病。

　　想要避免自己在不知不覺間走向「糖尿病」，決定在自己對於健康的重視。如果健檢報告發現已處於「糖尿病前期」，請把握改善時機，積極接受治療與日常的血糖監測，建立健康生活習慣，便可以擊出一發漂亮的逆轉勝！

你屬於糖尿病高危險群嗎？

- 一等親有人有糖尿病

- 曾檢測出糖化血色素（A1C）≧ 5.7%
  或空腹血糖不良、葡萄糖耐受不良

- 曾有過妊娠糖尿病

- 有心血管疾病、高血壓病史

- 高密度膽固醇 <35 mg/dL
  或三酸甘油脂 >250mg/dL

- 多囊性卵巢症候群患者

- 活動度低 （一週至少運動150分鐘）

- 有病態性肥胖、黑棘皮症等
  導致胰島素阻抗性增加的病症

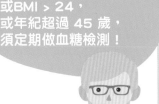

如果你有2項以上風險因子，
或BMI > 24，
或年紀超過 45 歲，
須定期做血糖檢測！

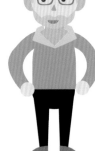

哪些人需要定期做血糖檢查？

如果符合以下情況，建議定期做血糖檢查：

- 上述糖尿病風險因子 2 項以上
- 身體質量指數 (BMI) ≧ 24（台灣標準）
- 所有 45 歲以上的人

需要多久做一次血糖檢查？

　　篩檢的方法有：空腹血糖、75 克口服葡萄糖耐受測試、糖化血色素 (HbA1c)。倘若檢測結果在標準以內，建議每隔三年再定期追蹤一次，若篩檢結果已經屬於糖尿病前期，則需每年定期追蹤一次。

55 歲的王先生自從退休後，胃口變得很好、經常口渴，但體重卻開始驟降，有一天突然在家中昏倒，緊急送醫後，才發現血糖值高達 460mg/dL，糖化血色素也過高，被醫生確診為糖尿病。知道自己有糖尿病後的王先生，雖然心情沮喪，但在家人的鼓勵下，也開始接觸糖尿病衛教，慢慢認識糖化血色素、飯後血糖與低血糖，這些以前不曾接觸過的名詞。

　　透過正確認識健康數值所代表的意義，王先生不僅能更瞭解自己的身體變化，也幫助他有效控制血糖。接下來的內容將帶領讀者認識不同時段的血糖值，以及與血糖息息相關的重要名詞。

第三章

認識糖尿病的
關鍵數據

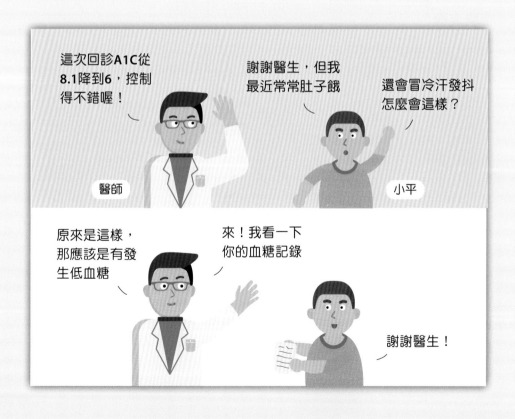

不同時間測量
血糖的意義為何？

　　血糖高低是動態變化的，如果平常沒有監測血糖的習慣，只有在回診時測量血糖、糖化血色素，便看不出日常飲食、運動以及藥物與血糖之間的波動。在開始測量血糖前，先了解不同時間點量血糖的意義，並根據自己的生活習慣，制定一套適合自己的血糖測量計劃，控制血糖才能事半功倍！

空腹血糖

　　也稱為「晨起血糖」，通常指的是起床後，馬上測得的第一筆血糖值。測量空腹血糖的意義在於，評估前一天的降血糖藥或胰島素的控制效果，如果空腹血糖過高，表示血糖控制不理想；過低的話，便代表藥物劑量過多或前一天晚上的醣類食物攝取不足。

飯前血糖

　　飯前血糖指的是用餐前的血糖值，與前一餐至少間隔四小時，如果飯前血糖過高，表示前一餐或餐間點心有問題，要做調整，或是目前的藥物無法控制，需進一步與醫療團隊討論。

飯後血糖

　　飯後血糖，是指從吃第一口飯開始算，經過 2 小時後所測得的血糖值。其主要目的是瞭解食物以及藥物對血糖的影響。如果飯後血糖過高，表示可能飲食攝取過量或是藥物劑量不足；過低的話，則表示飲食與藥物之間沒有配合好。

睡前血糖

　　睡前血糖是指睡前測得的血糖值。監測睡前血糖除了可以知道是否需要適當補糖，避免夜間發生低血糖外，也可以與隔天的空腹血糖相比較，知道自己有沒有黎明現象。

半夜血糖

　　通常指的是凌晨 3 - 4 點間的血糖值，如果空腹血糖過高，就必須測半夜血糖來確認空腹高血糖的原因。

糖化血色素 (HbA1c)

　　糖化血色素是糖尿病是否控制良好的重要指標。許多糖友都以糖化血色素降到 7 以下為目標，努力控制飲食與運動，讓下次回診時糖化血色素可以更好！為什麼糖化血色素對糖友那麼重要？此篇就要帶讀者們來認識糖化血色素的意義、與血糖的關係。

什麼是糖化血色素 (HbA1c)

　　糖化血色素 (Glycated Hemoglobin，簡稱 HbA1c) ，是指血液中的葡萄糖進入紅血球，與紅血球內的血色素結合，形成「糖化血色素」。一旦葡萄糖和血色素結合，就不容易脱落，直到紅血球細胞衰亡。血中葡萄糖濃度愈高，糖化血色素 (HbA1c) 也愈高。一般紅血球的平均壽命為 120 天，所以檢測血液中糖化血色素，可以反映過去 2 - 3 個月的血糖平均值。

糖化血色素和血糖的關聯性

　　血糖平均增加 29mg/dL，糖化血色素就會上升 1%

　　平均血糖估計值 (eAG) 的換算公式 ＝ 28.7 × HbA1c - 46.7

　　如果糖化血色素是 7%，表示平均血糖為 28.7 * 7 - 46.7 = 154.2 (mg/dL)

糖化血色素 HbA1c (%)	平均血糖 eAG (mg/dL)
6	126
7	154
8	183
9	212
10	240
11	269
12	298

糖化血色素無法取代日常血糖測量

　　糖化血色素 (HbA1c) 是 2 - 3 個月血糖水平的平均值，但看不出期間內的血糖波動，所以糖化血色素無法取代日常的血糖測量。一樣的糖化血色素，如果血糖波動愈大，心血管疾病發生的風險也會提升。

　　想要知道日常的飲食、運動、生活習慣和藥物對血糖的影響，還是必須搭配日常的血糖監測。

糖化血色素無法看出期間血糖變化

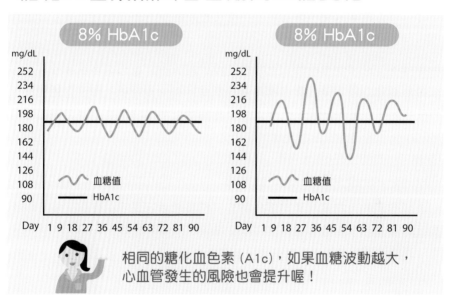

相同的糖化血色素 (A1c)，如果血糖波動越大，心血管發生的風險也會提升喔！

糖化血色素小於 7 血糖控制更理想

　　一般人糖化血色素 (HbA1c) 檢測值約為 4% - 5.6%，糖尿病前期在 5.7% - 6.4%，當糖化血色素 (HbA1c) ≥ 6.5% 就確診為糖尿病。若將糖化血色素控制在 7% 以下，可以降低糖尿病併發症的發生率和死亡的風險。

為什麼血糖值和糖化血色素會不相符？

比預期高 當糖友平常量的血糖值都落在 80-140mg/dL，但糖化血色素卻顯示 8%（平均 183mg/dL），HbA1c 比預期高，原因可能是目前血糖測量的方式有誤差，例如都固定在相同時間點測量，而沒有量到飯後高血糖的時段，建議糖友與醫師討論，調整測量血糖的計劃！

比預期低 如果糖友平常的血糖值都落在 120 - 180mg/dL 之間，但糖化血色素卻顯示 6%（平均 126mg/dL），HbA1c 比預期低，可能是有些時段血糖過低，卻沒有測量到；或是有血紅素病變、紅血球代謝速率改變、腎功能不佳或洗腎等症狀，都可能導致糖化血色素的數值比預期偏低。

　　雖然糖化血色素是判斷血糖是否控制良好的一項指標，但沒有絕對性，還是有很多因素可能導致誤差，所以還是建議糖友，平時也要透過自我血糖監測 (SMBG) 來了解自身的血糖變化。

依照身體狀況設定糖化血色素目標
　　血糖監測的目標值設定需要依據自己的身體狀況而定，像是三個月內是不是有低血糖發生？有沒有併發症？年紀多大？用藥的情況……等，都必須納入考量。建議與醫師、衛教師討論後設定適合自己的 HbA1c 目標。

糖化白蛋白(GA)

懷孕婦女到醫院做抽血檢查時，醫生往往會建議檢測糖化白蛋白，來確定血糖值是否符合標準，在上一篇糖化血色素的文章中，我們了解到糖化血色素是代表過去三個月的平均血糖值，那麼糖化白蛋白又代表什麼意義？而哪些族群會被建議檢測糖化白蛋白呢？

什麼是糖化白蛋白 (Glycated albumin，GA)

白蛋白是血漿中最主要的蛋白質，當白蛋白上面的一些胺基酸被血中的葡萄糖糖化，就會產生糖化白蛋白。血液中葡萄糖濃度愈高、血糖愈高時，被糖化的比例也就會愈高。

一般糖化白蛋白的半衰期約 12-19 天，所以檢驗糖化白蛋白的數值，可以反映過去 2-4 週內的平均血糖數值。

六種適合檢驗糖化白蛋白的族群

糖化血色素是測定紅血球上被糖化的比例，所以如果是紅血球或血紅蛋白有異常、生病的人，檢驗糖化血色素就可能會產生誤差。若符合以下情況，建議除了糖化血色素外，也可以檢驗糖化白蛋白，來知道最近 2-4 週的血糖表現：

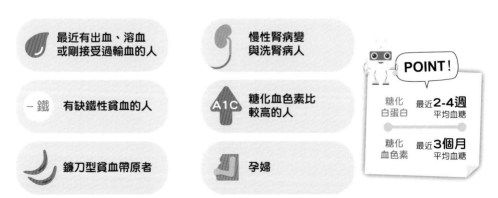

為什麼孕婦要檢驗糖化白蛋白？

懷孕時因血量增加，部分孕婦可能會產生相對性的缺鐵性貧血，讓糖化血色素不能完全反應平均血糖，而糖化白蛋白則不會受紅血球生存時間的影響，所以常會建議懷孕婦女檢測糖化白蛋白來了解血糖狀況。

一般建議孕婦將糖化白蛋白控制在 11.5 - 15.7% 之間，因為有研究指出：如果糖化白蛋白 ≧ 15.8％，嬰兒出生後產生併發症的機率會提高，有較高比率的巨嬰、低血糖、呼吸疾病、低血鈣等問題。另一方面，在最新 2018 年糖尿病照護指引中也建議，妊娠期糖尿病的糖化白蛋白以 <15.8% 為控制目標。

糖化白蛋白與糖尿病併發症的關係

許多糖友都知道糖化血色素的重要性，也都努力將其控制在標準範圍內，但為什麼還是沒辦法完全避免併發症的發生呢？因為要降低併發症的發生，除了糖化血色素要控制好之外，也應該要減少血糖高低起伏的變化。

糖化血色素雖然可以反映 3 個月的平均血糖值，卻不能夠看出期間的血糖波動，而糖化白蛋白對於短期內血糖的變化比糖化血色素敏感，所以近來有愈來愈多研究，開始藉由觀察糖化白蛋白的變化，來評估糖尿病腎病變、視網膜病變和動脈粥樣硬化等慢性併發症的發生。結果也證實，當糖化白蛋白愈高，併發症發生的風險也會增加。

目前糖化白蛋白檢驗仍會受到年齡、體重，甚至是肝功能、甲狀腺疾病等不同的狀況而影響結果，所以還沒有被大量運用在臨床上檢驗，但不同的檢驗方式都是為了讓我們更了解自己的身體狀況，以利做即時的調整與自我照護，避免糖尿病併發症的發生。

什麼是低血糖？

　　只要血糖數值低於 70mg/dL 以下，就叫做低血糖，當低血糖發生時，並不是血糖值愈低，情況愈嚴重，而是透過發生時的症狀來辨別嚴重程度。如果是自己可以治療的情況，就屬於輕微低血糖。糖友會出現冒冷汗、發抖、視線模糊、心跳加速、飢餓感等症狀，只要經過適當的補糖後，症狀就能緩解。無法自己治療，且需要依賴他人的情況，則為嚴重低血糖，例如，意識不清、昏睡、昏迷。

低血糖會有哪些症狀

　　一般低血糖發生時，會先出現自主神經反應的症狀，例如：發抖顫動、冒汗、心跳加速、呼吸困難等；再出現中樞神經系統缺乏葡萄糖供應的症狀，例如暈眩、視力模糊等。所以，糖友突然出現圖中的症狀時，便需要馬上測量血糖，確認是否為低血糖的情況。

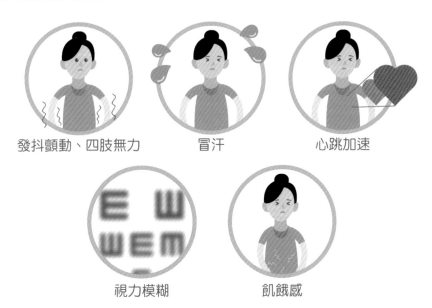

發抖顫動、四肢無力　　冒汗　　心跳加速

視力模糊　　飢餓感

假性低血糖

 有些人在血糖快速下降時，例如從 350 降到 220mg/dL，雖然血糖不低，也會有類似低血糖的症狀出現，是身體還來不及適應血糖快速的變化所產生的假象，叫做「假性低血糖」。

 所以，當血糖還很高卻有低血糖症狀時，建議先坐著休息，喝一點白開水，症狀就會緩解。這種狀況容易出在剛開始用藥的糖友身上，因為飲食、藥物的使用，讓血糖忽然下降，身體不能適應，導致有假性低血糖的狀況發生。

發生低血糖的原因

 很多糖友都知道，要有效控糖，必須從飲食、運動與藥物著手，但三者之間沒有搭配好，也可能導致低血糖的發生，可能發生低血糖的原因有：

飲食方面	延誤用餐、進餐時間不固定、刻意減少含醣食物的攝取、醣類分量不固定、空腹喝酒而沒有攝取含醣食物，都會增加低血糖的風險。
運動方面	運動會增加胰島素的敏感性，高強度運動會增加肌肉對醣分的需求，所以會出現立即或 12-24 小時的降糖效果，如果沒有在運動後，適時補充含醣食物，就容易發生低血糖的症狀。
藥物方面	胰島素劑量施打過多、施打速效胰島素後未進食、飲食減量但胰島素未減量，或是服用了會刺激胰島素分泌的口服藥，如磺醯尿類和非磺醯尿素類，也有可能在飲食沒有配合好的狀況下，發生低血糖。

低血糖的潛在風險

 有研究指出，低血糖會增加併發心血管疾病的風險。在相同時期內，與沒有低血糖的病友相比，低血糖病友的死亡機率是前者的 2 到 2.5 倍。曾經發生過嚴重低血糖的糖友，其實內心也會感到害怕，寧願讓血糖高一點，也不想再發生低血糖，也因此控糖效果便會大打折扣。

如果發生低血糖，我可以怎麼做？

自己 可以 處理的情況

如果血糖介於 45-70mg/dL 之間，建議一次先補 15g 的糖；血糖值小於 45mg/dL 的話，則需要一次補 30g 的糖。補完糖後 15 分鐘，再測量血糖值，如果沒有回升到 70mg/dL 以上，就必須再補一次糖，一定要讓血糖回升到 70mg/dL 以上。

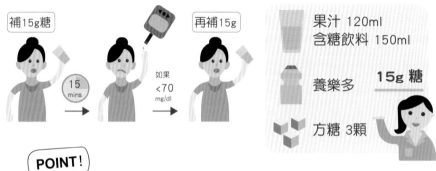

補15g糖　→　15 mins　→　再補15g　如果 <70 mg/dl

果汁 120ml
含糖飲料 150ml

養樂多　　**15g 糖**

方糖 3顆

POINT！

註：15g 的糖 = 1 罐小罐的養樂多 = 1 罐寶吉 = 3 顆方糖 = 果汁 120ml = 含糖飲料 150ml

營養師小提醒

補糖原則以葡萄糖或是精緻糖為主，可以讓血糖快速上升，避免使用高脂肪的食物，高脂肪的食物會延緩胃排空速度和醣類的吸收，升糖效果較緩慢。

自己 無法 處理的情況 或已昏迷

身旁親友可以用手指沾蜂蜜或糖漿，塗抹在患者的口腔頰內，協助補糖，如果血糖仍無法回升，就必須立即送醫。

用手指沾蜂蜜或糖漿，塗抹在患者的口腔頰內，協助補糖。

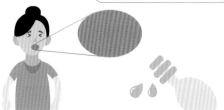

有效預防低血糖

　　想要有效預防低血糖的症狀，可以從飲食、運動與藥物著手，運用這三者之間的相互配合，並搭配血糖監測，了解自己的血糖變化，在適當的時機補糖或是減少藥物劑量。

　　外出時，建議糖友可以隨身攜帶葡萄糖、糖果、果汁，如果發生低血糖狀況，便可以馬上補充。發生低血糖後也要分析發生的原因，避免再次發生。如果有做高強度的運動，建議當天睡覺前先測量血糖，如果數值比目標低，則適量補充 1-2 份含醣食物，避免在半夜發生低血糖。有效預防與正確的處理，就可以避免嚴重低血糖的發生。

第四章

有效預防
糖尿病併發症

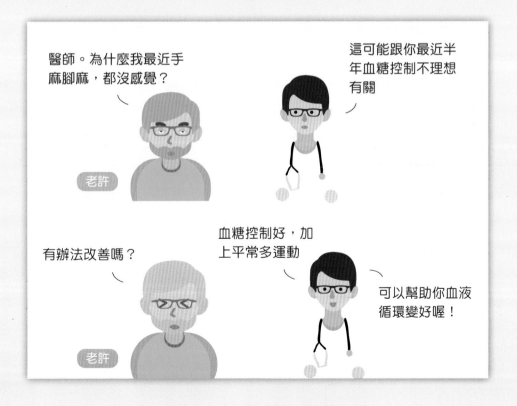

糖尿病可能導致的併發症

　　血糖穩定對糖尿病來說極為重要，失控的糖尿病會對全身各種器官造成不良影響。血液在我們體內不停循環，它流經全身大小器官，所以血液中的血糖濃度，當然也會對身體造成直接的影響。如果血糖巨幅波動，或是長期處在高血糖、低血糖的狀態，都可能引發糖尿病併發症，造成身體長期的損害。糖尿病的併發症大致可分為急性併發症與慢性併發症兩大類：

急性併發症	慢性併發症
高血糖高滲透壓症 (HHS) 酮酸中毒 (DKA)	大血管病變、視網膜病變、腎病變、 足部病變、神經病變、牙周病

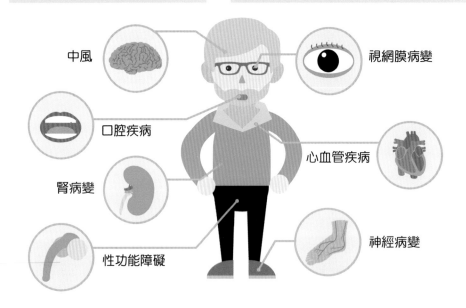

　　接著我們來一一介紹糖尿病常見的併發症，瞭解如何降低併發症的風險。

急性併發症——
高血糖高滲透壓

當空腹血糖超過 130mg/dL 以及飯後血糖超過 200mg/dL 時，就符合高血糖的定義，主要會有以下症狀：

1. 三多一少：多吃、多喝、尿多、體重減輕
2. 腸胃道症狀：嘔吐、噁心、腹痛、食慾降低
3. 疲勞、視力模糊
4. 脫水、皮膚乾燥
5. 眼眶凹陷、心跳加速
6. 神智不清：情況最為嚴重

如果沒有好好管理血糖，讓血糖持續偏高，就可能因為中斷降血糖藥物或者不小心感染其他疾病時，導致高血糖急症的發生。高血糖急症又分成高血糖高滲透壓和糖尿病酮酸血症，這兩者的起因都是因為高血糖，所以一旦身體出現高血糖的症狀，就要多加留意。

認識高血糖高滲透壓

通常發生在第 2 型糖友身上，因為胰島素無法維持血糖的平衡而造成嚴重的高血糖 (通常血糖大於 600mg/dL)。

**發生
原因**　主要是因為有些促發的因子像是：感冒、感染、發炎、情緒不穩、壓力、焦慮等，使得血糖上升，而過高的血糖會導致血漿滲透壓升高，引起滲透性的利尿作用。

主要症狀	初期症狀會有尿多、容易口渴和體重減輕的現象發生，後期會有脫水、意識不清甚至昏迷的症狀出現。
處理方式	如果還有意識，建議立即先驗血糖確認，了解自己的血糖值是否超出標準，如果還能夠進食並且沒有其他特別狀況者，就建議休息一陣子，多喝一些白開水緩解。

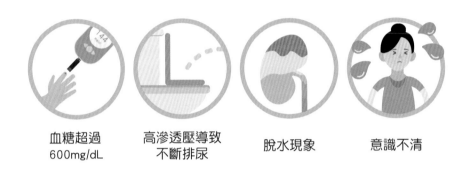

血糖超過
600mg/dL

高滲透壓導致
不斷排尿

脫水現象

意識不清

　　一旦出現高血糖高透壓的症狀無法處理時，建議立即就醫治療，並且密切監測血糖及體液電解質的狀況。

「基礎觀念」
篇

急性併發症——
糖尿病酮酸血症

認識糖尿病酮酸血症

糖尿病酮酸血症 (Diabetic Ketoacidosis，DKA) 通常發生在第 1 型糖友身上，但其他類型的糖友也有可能併發，只要體內極度缺乏胰島素時，就容易產生酮酸血症的症狀。

在極度缺乏胰島素的情況下，葡萄糖無法有效進入細胞，只能存在血液中；肝臟偵測到細胞葡萄糖不足，便會產生更多葡萄糖給細胞，但因為胰島素不足，葡萄糖仍無法進入到細胞內，導致血液中葡萄糖過多，形成高血糖。而當細胞缺乏葡萄糖時，身體便會開始分解脂肪作為能量來源，大量的脂肪被分解，形成游離脂肪酸，一旦游離脂肪酸被肝臟代謝，就會產生酮體，並堆積在血液中，導致酮酸血症。

發生原因

糖尿病酮酸血症的發生原因主要有四種：

1. 壓力或是情緒起伏大
2. 未按時施打胰島素或是刻意停藥
3. 進食大量含醣食物，但胰島素補充不足
4. 疾病感染，如：肺炎、泌尿道感染、胰臟炎、創傷

以上都會導致血糖快速升高，導致糖尿病酮酸血症的發生。

主要症狀

血液中過高的血糖（血糖 >250mg/dL）與酮體，會引起滲透性利尿作用，此時糖友會有尿多、口渴、噁心、嘔吐、腹痛等症狀。到了中後期，隨著葡萄糖與酮體的排出和大量水分流失，使酮酸血症進入惡性循環，最後產生低血壓和休克的症狀。

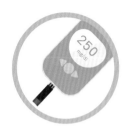

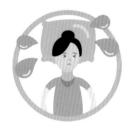

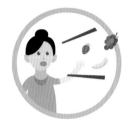

高血糖
（ > **250**mg/dL）

嗜睡、脫水及
血壓下降

噁心嘔吐、
呼吸像水果的香味

沒有高血糖，但有酮酸血症的症狀

如果糖友使用的是 SGLT-2 的降血糖藥，如：Empagliflozin（恩排糖 Jardiance）、Dapagliflozin（福適佳 Forxiga）等，發生酮酸血症時，血糖值會在正常範圍，但仍有腹痛、噁心等不舒服症狀，此時也要多加留意、不可輕忽。

處理方式

如果發現自己有糖尿病酮酸血症的現象，可以依照下面的方式進行處理：

1. 找出發生酮酸血症的可能原因
2. 適量增加胰島素施打的劑量
3. 多補充水分，預防脫水現象
4. 密集監測血糖值與血酮（或尿酮）

如果糖友的症狀都沒有緩解，就要立即就醫治療！

如何預防糖尿病酮酸血症

糖友要隨時注意自己的身體狀況，不能任意停藥，必須按時施打胰島素並搭配血糖監測，對高血糖做緊急處理。如果糖友生病、疾病感染時，必須更密切監測血糖，也要依照血糖值適量的調整胰島素劑量。

此外，建議糖友平時養成規律運動，因為運動時大腦會釋放快樂因子：血清素和腦內啡，會讓人感到愉悅、改善憂鬱情緒，有助於壓力的釋放，也可降低糖尿病酮酸血症的發生機率唷！

慢性併發症——
大血管併發症

　　大血管併發症不僅是所有糖尿病併發症中最常見，也是造成糖尿病患死亡的最主要原因，例如中風、心肌梗塞等。可是，一般人往往對小血管病變（如腎病變、視網膜病變）的關注高於足以致命的心血管疾病，這樣的認知不足往往會導致日常生活缺乏對危險因子的警覺性，所以這篇我們就來談談大血管併發症。

為什麼血糖控制不好會導致大血管併發症

　　當身體長期處在高血糖時，血液中的葡萄糖會與蛋白質結合產生對人體有害的「糖化終產物」，過多的「糖化終產物」堆積在血管時，會促使血管硬化，使得血壓上升，血流改變。

　　在血管硬化的情況下，如果血中脂肪含量升高，就會讓血液變濃稠；或者是當天氣變冷，血管急速收縮，這些原因都很容易導致腦中風、心肌梗塞等大血管阻塞性併發症的發生。

大血管併發症的發生部位

　　人體內有大大小小的血管密布在全身，其中，因糖尿病情控制不佳所引起的三個重要大血管併發症的部位為：

- 心臟血管：心肌梗塞、冠狀動脈阻塞
- 腦部血管：暫時性腦缺血、栓塞性腦中風
- 下肢血管疾病：間歇性跛行

大血管併發症的症狀

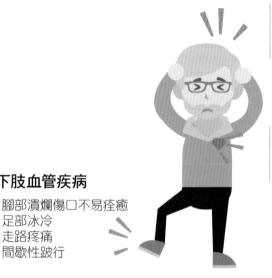

腦部血管

| 暈眩
| 說話含糊不清
| 暫時性身體無力
| 無法控制動作

心臟血管

| 心絞痛
| 呼吸急促
| 莫名的出汗
| 焦慮

下肢血管疾病

| 腳部潰爛傷口不易痊癒
| 足部冰冷
| 走路疼痛
| 間歇性跛行

大血管併發症的危險因子

不可預防或治療的危險因子

- **遺傳**：早發型的冠狀動脈心臟病。
- **糖尿病罹病期**：罹患糖尿病愈久，併發症機率愈高。
- **年齡**：年紀愈大，併發症機率愈高。
- **性別**：男性 > 女性，但女性過了更年期後，大血管併發症機率會上升至與男性一樣高。

可預防或治療的危險因子

- **肥胖**：肥胖會導致動脈硬化。
- **高血糖**：高血糖容易造成糖化終產物增加，促使血管硬化。
- **高血壓**：血壓升高，使得動脈硬化情況更嚴重，會影響腎功能變差。
- **血脂肪異常**：脂肪沉積在血管內壁，形成粥狀斑，長期導致血管阻塞。
- **抽菸**：香菸中的有害物質會造成血管內壁損傷、血管硬化、形成血栓。
- **不當的生活習慣**：高油脂飲食、沒有養成規律的運動習慣。

如何預防糖尿病血管病變

1. 臨床控制目標建議

注意「空腹血糖」、「飯後血糖」、「糖化血色素」、「血壓」、「低密度膽固醇」、「高密度膽固醇」、「三酸甘油脂」的數值,並建議控制在下方表格所示的數值範圍內。

項目	空腹血糖	飯後血糖	糖化血色素	血壓
目標數值	80-130mg/dL	80-160mg/dL	<7%	130/80mmHg
項目	三酸甘油脂 (TG)	低密度膽固醇 (LDL)	高密度膽固醇 (HDL)	
目標數值	<150mg/dL	<100mg/dL	男性:>40mg/dL 女性:>50mg/dL	

2. 健康的生活型態是關鍵

飲食方面:

* 少吃太鹹、醃製品、重口味等食物
* 少吃精緻糕點、油炸、油膩等食物
* 少喝酒

運動與藥物:

* 按時服用醫師所開立的藥物,若服藥後有副作用時,請詢問主治醫師,切勿自行隨意停藥。
* 適度運動,建議每周運動 150 分鐘,若已有大血管併發症的糖尿病患者,建議在進行運動計畫前,需先請主治醫師評估心臟血管系統功能,避免運動造成心臟血管負荷增加。

生活保健:

* 少抽菸,包括二手菸。
* 生活不要太緊張、焦慮,減少壓力賀爾蒙的產生,避免影響血管急速收縮。
* 天氣變冷時,血管容易收縮必須注意保暖,特別是頭部與頸部的部分,可喝些溫開水讓血管產生擴張的作用。

慢性併發症——腎臟病變

台灣在醫療界有個很不光彩但響亮的稱號，叫做「洗腎王國」，因為台灣的洗腎人口密度是全球第一。根據 2017 年健保局統計，急慢性腎臟病的平均健保支出高達 503 億，位居第一。但是，洗腎原因第一名並不是不當使用藥物，而是糖尿病導致的腎臟病變。

糖尿病一定會洗腎嗎？糖尿病腎病變的常見迷思

「糖尿病一定會導致腎病變嗎？」

「吃太多糖尿病藥物會洗腎嗎？」

「腎病變最終只能洗腎嗎？」

這些都是常見關於腎病變的疑問，答案都是「不一定」。糖尿病引起腎臟病變的最主要原因是血糖控制不良，舉凡生活及飲食習慣不良、藥物遵從度低等，都是導致血糖失控的原因。

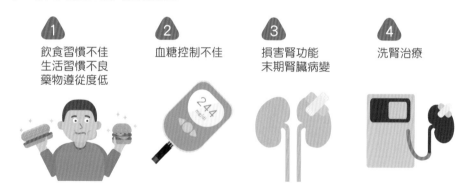

1 飲食習慣不佳
生活習慣不良
藥物遵從度低

2 血糖控制不佳

3 損害腎功能
末期腎臟病變

4 洗腎治療

腎臟長期過濾高血糖濃度的血液時，不僅易使腎臟細胞出現結構性的變化 (腎絲球增大、纖維化、基底膜增厚等) 也會使腎臟血流的自動調節機制受到損害，進而導致腎絲球硬化。

另外，有些糖尿病患者因為胰島素分泌不足而導致其它賀爾蒙不平衡 (生長激素、升糖激素、血管張力素等) 也會影響腎臟功能。

如何知道腎臟出現病變？

　　糖尿病腎臟病變在早期並無症狀，無法自行察覺，所以需要透過篩檢來判斷。早期腎臟病變篩檢著重於檢測微量白蛋白尿。白蛋白尿篩檢方法最常測量早晨第一次尿液中的白蛋白與肌酸酐的比值 (urine albumin/creatinine ratio, UACR)，正常尿液檢測值應 < 30mg/g；微白蛋白尿為 30 - 300mg/g，是初期的腎臟病變指標，如果在這一階段積極治療、降低微白蛋白尿，可以有效阻止腎臟病變；但如果檢測值 > 300mg/g 為巨量白蛋白尿，則表示腎臟病變已進入不可逆的階段，同時也是容易發生心血管病變的風險指標。

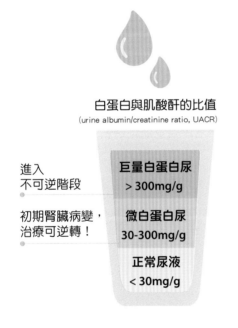

白蛋白與肌酸酐的比值
(urine albumin/creatinine ratio, UACR)

進入
不可逆階段

初期腎臟病變，
治療可逆轉！

巨量白蛋白尿
> 300mg/g

微白蛋白尿
30-300mg/g

正常尿液
< 30mg/g

POINT!

尿液泡泡可以用來鑑別蛋白尿嗎？

坊間有一說法：可以透過尿液是否產生泡泡來鑑別蛋白尿。需要注意的是：蛋白尿確實會產生泡泡，然而尿裡有泡泡卻不一定是蛋白尿，所以看到泡泡尿時不要驚慌，建議每(半)年到醫院接受血液及尿液生化檢查，才能及早發現是否有腎臟病變。

糖尿病腎病變分期的臨床特徵

第 1 型糖尿病腎臟病變

　　第 1 型糖尿病腎臟病變可分為五期，前三期時不會出現明顯症狀。但進入第四期後，病患會出現腎病症候群 (Nephrotic Syndrome)：尿液排泄大量的蛋白質，並合併高血壓、高血脂、周邊組織水腫、心臟衰竭、肺水腫等症狀，建

議在第四期轉介腎臟科醫師做進一步的治療與衛教。

　　第五期為末期腎臟病變，腎臟幾乎失去功能而無法代謝胰島素、糖質新生，此時血糖會下降，甚至出現低血糖，且易有尿毒症 (Uremia) 的症狀出現（酸血症、貧血、噁心嘔吐、水腫、骨質流失、高血壓、感染），嚴重者全身器官衰竭，腎衰竭嚴重時則需要採取腎臟移植、透析治療（洗腎）來延長壽命。

第 1 型糖尿病腎臟病變臨床分期表

期別	名稱	發生時間	尿液白蛋白/肌酸酐UACR (mg/g)	腎絲球過濾率 eGFR (ml/min/1.73m^2)
1	腎臟肥大/腎絲球過濾上升期	診斷初期	增加，但具有可逆性	150
2	寧靜期	2-3年	<30	150
3	微量白蛋白尿期	4-7年	30-300	130-160
4	明顯白蛋白尿期	10-30年	>300	15-130
5	末期腎臟病變	20-40年	漸減	0-15

第 2 型糖尿病腎臟病變

　　第 2 型的罹病期不如第 1 型來的明確，有可能在被診斷糖尿病之前，就已有數年高血糖情形，若根據白蛋白尿，可將狀況分為四個時期：

1. 正常白蛋白尿期 (< 30mg/g)
2. 微白蛋白尿期 (30 - 300mg/g)
3. 蛋白尿期 (> 300mg/g)
4. 末期腎衰竭期。

　　若以腎絲球過濾率 (eGFR；ml/min/1.73m^2) 將第 2 型糖尿病腎臟病變分期，則與慢性腎臟病變的分期一致，且前三期都不會有明顯症狀。

- 第一期為 eGFR ≥90
- 第二期為 eGFR 89 - 60，但第一、二期都需合併檢查白蛋白尿才能稱為糖尿病腎病變。
- 第三期為 eGFR 59 - 30
- 第四期為 eGFR 29 - 15
- 第五期為 eGFR<15 末期腎病變或腎臟透析

第 2 型糖尿病腎臟病變的臨床分期

期別	臨床 尿液白蛋白/肌酸酐 UACR(mg/g)	慢性腎病變 腎絲球過濾率 eGFR (ml/min/1.73m^2)	
1	正常白蛋白尿期<30	第一期 ≥90	合併檢查
2	微白蛋白尿期 30-300	第二期 89-60	白蛋白尿
3	白蛋白尿期>300	第三期 59-30	
4	末期腎衰竭期	第四期 29-15	
5	-	第五期 <15	

會加重腎臟病變惡化的因子

1. **泌尿道感染**：糖尿病患者因免疫力較弱，且當血糖控制差的時候尿液中會出現尿糖，是細菌的營養來源，泌尿道的感染機率高，有可能讓腎臟病變惡化。若時常發生泌尿道感染，建議及早告知醫師，給予治療。

2. **腎毒性藥物**：包含止痛藥 (NSAID)、來路不明的中草藥、西藥、健康食品等，服用藥前，建議詢問主治醫師，以免服用具有腎臟毒性的藥物。

3. **顯影劑**：如果需要使用顯影劑做檢查，應事前告知糖尿病病史，請醫師協助顯影劑的使用，且在使用顯影劑前後，攝取足夠的水份，若使用前後有任何不適，要立即向醫療人員反應。

養成良好的日常保健習慣，預防糖尿病腎臟病變

1. 定期做健康檢查，維持正常生理數值（血糖、血壓、血脂、肌酸酐及尿蛋白），如果糖友發現數值過高，則需要儘早尋求醫師治療，提早治療，就能提早控制病情。

2. 健康飲食原則，保持高纖、少鹽、少糖、用好油的飲食模式。並搭配適量澱粉及蛋白質，維持腎臟正常機能運作。

3. 正常的生活作息，並且維持規律的運動習慣。

4. 拒絕來路不明藥物或中藥。

5. 適量飲酒、不抽菸、不憋尿，減少腎臟的負擔。

慢性併發症——
視網膜併發症

　　根據調查，糖尿病有眼部病變的風險為正常人的 25 倍。在台灣，糖尿病的視網膜病變盛行率高達 30-35%，相當於每 3 個糖友中有 1 人有視網膜病變；此外，糖尿病視網膜病變也是造成台灣中老年人失明最主要的原因。

什麼是糖尿病視網膜病變？

　　了解糖尿病視網膜病變前，我們先來認識視網膜。人能用眼睛來看清楚影像，是光線透過眼角膜、瞳孔、水晶體、玻璃體等構造，一層一層的傳遞到視網膜後，視神經再將資訊傳到大腦中，才能成為影像。

　　不過，視網膜的分辨力並不是均勻分布的，在視網膜中央區域是視覺最敏感的部分稱為「黃斑部」，相較其他四周的區域，黃斑部的感光、辨色能力較差。糖尿病視網膜病變，就是指視網膜組織受到傷害，使得眼睛視力受損、甚至導致失明的一種併發症。

發生糖尿病視網膜病變的原因

　　糖尿病視網膜病變屬於小血管病變的一種，長期的高血糖狀態導致供給視網膜營養的小血管受損，造成硬性物質滲出 (脂肪、組織液)、水腫、微動脈瘤、出血等現象，隨著病情可能會演變為微血管阻塞和視網膜缺血等，在這階段糖友可能還沒有感覺到視力有任何的問題，此階段稱為非增殖性糖尿病視網膜病變 (nonproliferative diabetic retinopathy, NPDR)。另外，當視網膜小血管因為阻塞導致缺血、缺氧時，視網膜會生成新生小血管，此階段稱為增殖性糖尿病視網膜病變 (proliferative diabetic retinopathy, PDR)。

糖尿病四種常見的眼部併發症

當視網膜病變變嚴重時,會造成眼睛出現疾病的症狀,常見的眼部併發症有:

1. 眼球內出血

當眼部病變成為增殖性糖尿病視網膜病變時,視網膜會新生小血管,但這些小血管很脆弱,容易破裂,導致視網膜出血以及玻璃體出血,使得視力出現模糊。

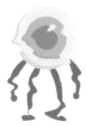

眼球內出血

症狀:視力模糊

2. 視網膜牽引性剝離

眼球內反覆的出血與癒合,長期下來會導致結疤,造成視網膜變形,嚴重者視網膜會被拉扯從眼球壁上剝離。

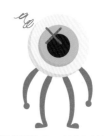

視網膜牽引性剝離

症狀:視力逐漸喪失
導致失明

3. 黃斑部水腫

當視網膜小血管受損時,血液成分會從受損的地方滲出,和脂肪組成硬性滲出物,導致視網膜增厚,演變為黃斑部水腫。因黃斑部是視力最敏感的區域,若有病變就會影響視力。需特別注意,黃斑部水腫都有可能發生在非增殖與增值性視網膜病變,而且是視網膜病變中導致失明的最主要原因。

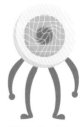

黃斑部水腫

症狀:視野中心扭曲

4. 新生性青光眼和虹膜新生血管

發生在增殖性視網膜病變，但是屬於比較少見的併發症，會引起眼睛疼痛、視力快速惡化。

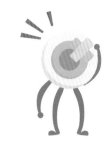

新生性青光眼和虹膜新生血管

症狀：眼睛疼痛

預防糖尿病視網膜病變

健保署統計，台灣有超過六成的糖友沒有接受年度例行性的眼底檢查，因為視網膜病變可能毫無症狀，導致糖友輕忽了眼部病變的嚴重性。

第 1 型糖友在初診斷 5 年之內約有 25% 會發現視網膜病變；而第 2 型糖友因較晚被診斷出糖尿病，所以在確診時可能就會同時發現視網膜病變，建議第 2 型糖友要在一檢查出糖尿病時，就要進行眼部檢查，不要拒絕醫生開的檢查單，並每年定期做眼部檢查，才能有效預防視網膜病變發生的危險。

慢性併發症——神經病變

　　糖尿病患的病史愈長，愈容易發生神經病變，病齡 25 年以上的糖友中有將近 50％ 以上都患有神經病變。

神經病變會發生在身體哪些部位

　　人體的神經系統可分為兩大系統：中樞神經系統、周邊神經系統，前者包含大腦、小腦、腦幹；後者則包含自主神經系統與體神經系統。糖尿病所引起的神經病變，指的是「周邊神經系統病變」，意思是全身各部位都可能會發生神經病變。周邊神經病變主要又分成兩種：瀰漫型神經病變、局部神經病變。而普遍所認知的周邊神經病變大多屬於瀰漫型神經病變。

什麼是瀰漫型神經病變

　　瀰漫型神經病變，主要是破壞感覺神經，會發生在遍布全身的神經細胞上。瀰漫型神經病變還可再細分成：「多發性神經病變」以及「自主神經病變」兩種，這兩者的差異在於，自主神經病變無法照著意識隨意控制身體的功能，主要由交感與副交感神經控制。

多發性神經病變	自主神經病變
原因	
• 感覺神經異常：感覺不到疼痛，如果受傷而沒有發現、並及時處理，就容易導致皮膚潰瘍。 • 運動神經受到傷害：肌肉萎縮、無力，此情形常發生在遠端的足部或指尖。 • 長期疼痛容易造成夜晚睡眠品質差，可能會有憂鬱症。	• 交感與副交感神經異常：消化系統、心血管系統、泌尿生殖系統出現問題。
常見症狀	
• 平衡感變差 • 關節感覺變弱 • 夜晚時四肢冰冷或發麻 • 手腳常有穿著襪子、戴手套的感覺 • 皮膚有刺痛、燒灼、表皮痛、被針刺感 • 本體感覺與空間位置的感覺判斷失準	• 排尿困難，難感受到尿意、容易有餘尿殘留 • 胃食道逆流、脹氣、易飽、噁心、嘔吐、胸口灼熱與便祕 • 體溫調節反應下降，排汗功能異常 • 性功能障礙 • 難以適應黑暗環境 • 血糖調控機制出現障礙，容易發生不自覺低血糖的情形 • 突然改變身體姿勢時，會有暈眩、眼前一片黑的情形發生 註：如果經常發生，就表示自主神經病變已經很嚴重了

什麼是局部神經病變

　　當神經病變僅發生在身體某個部位、特定範圍的神經細胞時，就是所謂的「局部神經病變」，與瀰漫型神經病變不同的是，局部神經病變的發生與糖尿病的病程無關，不論血糖是否控制良好都有可能會發生，而且發生前往往沒有預兆，但經過一段時間後會自行痊癒。常見的局部神經病變症狀有：頭痛、眼睛痛、手腕神經壓迫、大腿肌肉萎縮、味覺異常等。

糖尿病神經病變的預防與治療

　　當神經病變發生時，及時就醫並遵循醫師的藥物治療，必要時由主治醫師轉診至骨科、復健科門診或疼痛科。此外，平時也要確實管理血糖，並在家進行伸展運動、局部按摩、適度的走路並獲取足夠的睡眠，透過以上的方法，就能降低神經病變發生的風險。

慢性併發症——糖尿病足

對糖友來說，世界上最遙遠的距離是：天天量血糖，卻不知道腳指頭的重要。多數的糖尿病足是因為長期血糖控制不好，導致神經病變，患者缺乏痛覺預警，使得病人的足部容易受傷、沒有察覺，再加上血液循環不良，導致受傷部位難以痊癒，造成糖尿病足部潰瘍，最後面臨「截肢」的風險。

引發糖尿病足的主要原因

1. 神經病變導致

運動神經病變	導致肌肉萎縮，造成肌肉無力或腳型改變，出現「高足弓」的形狀，因為足部肌肉不平衡，容易導致腳底某些點的受力較高、壓力過大。若沒有盡早發現並搭配合適的鞋子，緩和局部壓力過大的點，不僅影響糖友運動的習慣，也容易受傷。
感覺神經病變	導致糖友對痛覺、壓覺的感受不靈敏，尤其最常出現在腳趾、足部，其次是手指與手部等四肢末梢部位。當感覺遲鈍時，就不容易察覺到有尖銳物品刺傷，甚至當鞋子內有個小石頭，也沒有察覺，特別是年老者，更不容易注意到這些不適，導致小石子磨破腳皮，產生傷口。
自主神經病變	影響人的血流、出汗、皮膚濕潤等功能，當失去這項調控，又沒有好好保養自己的皮膚，等到出現龜裂傷口時，微生物就能趁機入侵引起感染，導致一開始只是個小傷口，最後卻一發不可收拾。

許多拖到後來才就醫治療的個案，往往都是初期忽略這些不適，或認為自己擦藥即可，等到傷口久久不癒合，或甚至出現蜂窩性組織炎、組織壞死等嚴重症狀，最後導致可能「截肢的命運」。

2. 周邊血管疾病導致

　　長期高血糖容易出現動脈硬化、狹窄等周邊血管疾病，引起下肢血液供應異常，使組織缺氧及養分無法吸收，代謝廢物也不容易排除。症狀例如：足部冰冷、間歇性跛行。

　　初期患者可能會在走一、兩百公尺後突然雙腳疼痛、痠麻，不適到無法行走的程度，但只要坐下休息一段時間後，便又恢復正常，但後期或症狀嚴重時，可能連休息過後都無法緩解不適。

如何有效預防糖尿病足

　　除了平常就要把血糖控制好外，建議糖友檢查四肢末梢是否有感覺異常、有沒有出現傷口未處理，或皮膚太乾燥等都是基本的檢查方法。只要早期發現，避免小傷口惡化成大傷口及感染，就能防止產生後續嚴重的問題。

日常保養足部的撇步

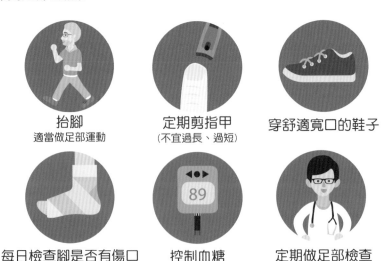

抬腳
適當做足部運動

定期剪指甲
(不宜過長、過短)

穿舒適寬口的鞋子

每日檢查腳是否有傷口

控制血糖

定期做足部檢查

慢性併發症——牙周病

糖友罹患牙周病的機率是正常人的 2-3 倍，一旦有牙周病，除了會有咀嚼問題外，也會有掉牙缺牙的症狀發生，影響到正常的進食，導致營養吸收不均衡，所以糖友更要注意牙齒的保健。

糖尿病牙周病的形成

當糖友的血糖較高，使得血糖進入牙齦溝液內的量也較多，細菌容易滋生。此外，糖友的唾液分泌也會比一般人少，黏膜較乾，讓口腔容易成為細菌與黴菌的溫床。加上糖友的末梢微血管較不暢通，沒辦法有效發揮血液運輸的功能，所以會降低口腔組織和牙周組織受到細菌侵害後的復原能力，導致牙周病的形成。

不同階段的牙周病與治療

在牙周病初期的階段，如果糖友及早發現治療，可以透過充填材料復形、製作牙套等方式，來治療牙齒，但因為早期不會產生疼痛，所以牙齒方面的症狀常常被忽略。

等到牙周病嚴重時，就會出現牙齒動搖的症狀，在這個階段，因為牙根周圍的支持骨頭已經被大量破壞，幾乎無法透過牙周治療來挽救，形成缺牙，最後影響牙齒咬合與咀嚼的功能。

如何知道自己有牙周病？

血糖控制不佳的糖友，容易有齲齒和牙周病的問題，如果糖友出現以下任一症狀，建議應及早就醫治療：

- 刷牙時會流血
- 有口臭或難聞氣味
- 牙齒有蛀洞或變色

- 牙齦萎縮、牙齒變長、牙縫變大
- 牙齒有移動感或吃較硬的食物時有無力感
- 食用冰、熱飲跟甜食時，牙齒會感到酸痛
- 口腔黏膜變白、變紅，或者變硬、有觸痛感
- 牙齦腫大或擠壓牙齦時，會有膿液從縫隙流出

　　一旦發現有輕微的牙齦發炎、蛀牙，例如牙齦紅腫、而且有流血的症狀，就要及早找牙醫師診斷，提供最近的餐前、餐後血糖、糖化血色素數值，以及說明自己的糖尿病病史、進展以及目前的身體狀況，讓醫師參考了解後，再針對不同的血糖狀況提供個別治療！

預防牙周病的六大原則

　　想要預防牙周病，糖友可以遵循以下七個原則：
- 戒菸：抽菸者更容易罹患牙周病。
- 控制飲食：少吃甜食。
- 每天刷牙：每日至少二次刷牙 (餐後與睡前)。
- 控制血糖：將血糖控制在正常範圍，可以增加免疫力，避免感染。
- 正確刷牙，並善用牙線或牙間刷等工具。
- 定期看牙醫：每半年建議洗牙一次。
- 有出現輕微的牙齦發炎、蛀牙等症狀，建議盡快就醫治療。

　　要維持牙齒的健康，最重要的就是要妥善控制血糖以及維持良好的口腔衛生，每年定期做口腔檢查與治療，「早期預防、早期診斷、早期治療」才是預防口腔疾病的最佳方法！

預防併發症的四原則

內科病房裡有不少代謝性疾病的嚴重案例，往往小病拖成大病後，才透過急診轉介到病房住院治療，無論哪種病變，幾乎都是長期血糖控制不佳，高血糖導致的結果。建議糖友們平時可多注意下列四個要點，降低併發症發生的風險、提高生活品質，才能讓自己更有體力與本錢四處遊山玩水！

1 糖尿病飲食定時定量，避免暴飲暴食

現代人的飲食習慣常常是「早餐沒空吃、午餐隨便吃、晚餐豐盛吃」，與「三餐定時定量」的原則大相徑庭，但定時定量幾乎是所有飲食治療中的老生常談，如果糖友希望血糖表現穩定，就得好好重視吃進肚子裡的食物，以及醣類食物所造成的影響。除了一般常見的米飯、麵條、根莖類 (如南瓜、蕃薯、紅豆、綠豆、薏仁) 外，也要注意水果以及乳製品的醣類分量。

當吃進的醣類超過身體的負荷，就會影響到飯後血糖，甚至是下一餐或隔天的空腹血糖值。如果不清楚自己吃的量是否會超過身體負荷，可以先進行一段時間的血糖自我監測，測量同一餐的飯前與飯後 2 小時的血糖，並記錄當餐的飲食內容，下次回診時再將結果與紀錄交給營養師評估，營養師會依照血糖變化，建議適合的醣類份數。透過營養師的協助，糖友在控制飲食上也能更有方向！

2 少糖少鹽用對油，減少攝取精緻糖

仔細看周遭食物，你會發現精緻糖幾乎無所不在，包括碳酸飲料、濃縮果汁、糕點、餅乾、火鍋料等，超市內的包裝性食物，有九成以上都有額外添加糖，讓產品口味符合一般大眾的喜好。

想戒糖來預防糖尿病併發症，建議先從少用包裝食品，多吃新鮮蔬菜開始。也可試著將餅乾、零食與飲料改成新鮮水果、無調味堅果種子 (例如腰果、核桃等)，讓每日油脂攝取以健康油為主。

3 想辦法多運動，每週運動150分鐘

研究指出：適當地運動對於改善疾病有幫助，其中也包含避免糖尿病併發症。世界衛生組織 (WHO) 建議：18 歲以上成年人每週必須累積 150 分鐘中等強度活動，加上 2 次以上的肌力訓練。

所謂的中等強度活動，不一定是指健身房內經由教練指導的重訓運動，舉凡日常生活中的健走、慢跑或騎腳踏車等活動都可列入其中，只要您持續活動一段時間後，達到呼吸顯得稍喘，能說話但無法唱歌的程度，活動強度便是中等強度。

建議糖友吃飽飯後，踏出家門口到附近公園快走兩圈，不僅對控制血糖有幫助，也能達到指引所說的運動強度與目標；如果是65歲以上的長者，即使不方便劇烈運動，也可以做瑜珈、打太極拳等，來改善柔軟度、加強平衡感或肌耐力，也能減低糖尿病併發症的風險。

4 依照醫囑服藥，按時用藥

如果您是服用降血糖藥物或施打胰島素的糖友，按時服藥對穩定血糖非常重要，切記不可隨意調整藥物劑量或停藥，需依照指示使用藥物。

預防糖尿病併發症，從降血糖做起

愈早將血糖控制在標準範圍內，愈可以減少糖尿病併發症發生的風險，透過修正飲食習慣、規律運動、按時服藥並搭配血糖監測，才能有效控制血糖。研究指出：糖化血色素每減少 1%，就可以減少 43% 周邊動脈疾病風險、37% 小血管病變、16% 心衰竭、14% 心肌梗塞與 12% 中風的機會，所以把血糖控制在理想範圍，就是避免糖尿病併發症發生最重要的方法囉！

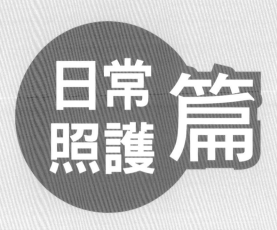

日常照護篇

第五章

糖尿病如何
聰明吃？控血糖？

營養師，身旁有很
多人告訴我不能吃
這個、那個

什麼都不能吃
好痛苦喔！

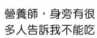
陳媽媽

其實糖尿病什麼都能
吃，只是份量的問題

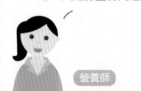
營養師

但我都沒吃什麼
東西，怎麼血糖
還是很高？

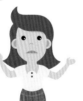

要先知道吃了
那些食物會影
響血糖，才能
知道要如何去
調整飲食喔！

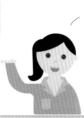

糖尿病均衡飲食原則

「營養師，請告訴我什麼食物可以吃？什麼食物不可以吃嗎？」

這是一般糖尿病患者最常在診間問的問題，所以糖尿病患者的飲食究竟該怎麼吃呢？難道真的不能吃白飯？水果只能敬而遠之？每天都會遇到的飲食問題該如何解決？

均衡攝取六大類食物

糖友常會有飲食上的問題：「我可以吃 XXX 嗎？」「吃 OOO 血糖是不是就在控糖的過程中，一定會上升？」其實糖尿病患和一般人一樣可以「均衡飲食」，只要根據營養師的建議，均衡攝取每種食物，並控制分量，再配合醫師用藥，就能有效的控制血糖。

根據最新的國民每日飲食指南，均衡的飲食包含六大類食物：水果類、蔬菜類、全穀雜糧類、豆魚蛋肉類、乳品類、油脂與堅果種子類，每類食物的營養成分都不同，唯有廣泛攝取各類食物，才能達到截長補短，獲得均衡營養效果。

水果類
2－4份
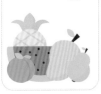

蔬菜類
3－5碟

全穀雜糧類
1.5－4碗
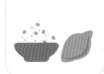

豆魚蛋肉類
3－8份

乳製品類
1.5－2份

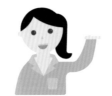

油脂與
堅果種子類

國民每日飲食指南

糖尿病飲食須注意含醣三大類食物

糖友需要特別注意的是有含醣的食物類別：「1. 全穀雜糧類 2. 水果類 3. 乳品類。」這三類食物屬於含醣食物，會直接影響血糖上升，但不代表糖尿病友就不能食用這三類食物喔！只要注意分量，均衡攝取，糖友一樣可以享受均衡飲食。

❶ 全穀雜糧類

全穀雜糧類又稱作澱粉，常見的有：
- 精緻澱粉：白米、白吐司、麵條、麵包、烏龍麵等
- 未精緻澱粉：燕麥、糙米、藜麥、蕎麥麵、五穀米、紅豆、綠豆等

請優先選擇未精緻澱粉，因其含有較多膳食纖維和維生素 B 群，不僅營養更充足外，升糖指數也較低，可減少血糖上升的幅度。

另外要注意的是，日常生活中有許多容易被當成配菜的澱粉，例如南瓜、地瓜、山藥、馬鈴薯、玉米、紅豆與綠豆等，所以如果一餐中有配菜是澱粉的話，主食和配菜的分量就要特別注意取捨，例如：主食有白米，配菜有山藥，就容易攝取過量澱粉。

❷ 水果類

不管甜度高的西瓜、不甜的芭樂，或是酸度高的檸檬，只要是水果，都含有天然的果糖，會造成血糖的上升，但這不代表糖友不能攝取，因為水果除了富含膳食纖維，也含有維生素 C，有增強抵抗力的作用。建議糖友選擇 GI 值較低的水果食用，建議一天吃 1-2 份就好，一份約一個棒球大小的分量。

註：1 份水果 = 1 個棒球大小分量 = 芭樂 1/3 顆 = 小蘋果 1 顆

❸ 乳製品

鮮奶含有天然的乳糖，也會造成血糖的上升，所以相關的乳製品如：優格、優酪乳、拿鐵，即使是無糖的，沒有格外添加糖，也含有基本的乳糖，所以也不可過量，一天建議 1-2 份。

註：1 份乳製品 = 鮮奶 240ml = 3 匙奶粉 = 優酪乳 (無糖) 240ml = 優酪乳 (有糖) 120ml

糖尿病飲食攝取的原則

- **維持理想體重**：體重過重者若能減輕體重 5-10% 以上，有助於改善糖尿病病情
- **飲食定時定量**：控制分量，養成定時定量好習慣
- **多選用富含纖維質的食物**：未加工的豆類、水果、蔬菜、全穀類 (如燕麥、糙米等)
- **減少食用高油脂或油炸食物**：減少食用油炸、油煎、油炒和油酥的食物，以及豬皮、雞皮等含油脂高的食物
- **避免富含精緻糖類食品**：麵包、餅乾、糖果、煉乳、蜂蜜、汽水、罐裝或盒裝的果汁、加糖蜜餞、蛋捲、中西式甜點心、加糖罐頭等
- **控制鹽分攝取**：鈉攝取量應限制在每天 2400mg (鹽 6 公克) 以內，平時應盡量減少含鈉調味料的使用及食用鹽醃、鹽漬、調味重的加工食品
- **儘量減少喝酒**：了解每日適合的飲酒分量
- **攝取充足水分**：每日需攝取足夠的白開水 1500-2000 毫升

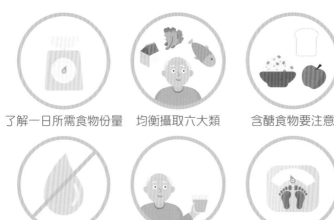

了解一日所需食物份量　　均衡攝取六大類　　含醣食物要注意

少油少鹽少加工　　低脂高纖多喝水　　維持理想體重

　　只要掌握飲食原則、控制含醣分數和均衡攝取六大類食物，你就能吃的健康，血糖也不會像坐雲霄飛車一樣高低起伏不定喔！

從進食順序下手，
讓血糖不亂波動

　　在吃飯時，調整進食的食物順序，先吃低升糖指數的食物，有助於血糖的穩定。以食物類別來說，全穀雜糧類是屬於升糖較快的食物，而蔬菜和魚肉類是升糖慢的食物，一般的飲食習慣都是吃飯配菜配肉，現在讓我們翻轉一下飲食習慣吧！

---

❶ 先以高纖、低升糖指數的蔬菜入口

富含膳食纖維的蔬菜，不僅能增加腸胃蠕動，預防便秘，還能延緩胃的排空速度，有效減緩餐後血糖上升速度。而藉由咀嚼的動作，也有助於大腦接收到飽食的訊息，避免攝取過多的食物。

❷ 接著吃富含蛋白質的豆魚蛋肉類

蛋白質食物消化較慢，在胃停留時間較長，所以也容易有飽足感。建議以吃低脂、不飽和脂肪含量豐富的魚類、豆腐、雞肉為主，減少飽和脂肪多的紅肉攝取量，例如：牛肉、豬肉、羊肉。

❸ 最後吃全穀雜糧的澱粉食物

澱粉食物是人體必需的營養素，也是主要提供身體能量的來源，不可以完全不吃，還是要適量攝取，建議以富含膳食纖維的澱粉為主，如糙米、燕麥、藜麥、全麥麵包、帶皮地瓜為主，升糖指數較低，更可以延緩血糖的上升。

足夠青菜量是穩定血糖的重要關鍵

從以上進食順序的教學，我們了解到「先吃」高纖蔬菜的重要性，除此之外，足夠的蔬菜、纖維也是關鍵。如果只是先吃菜，但分量不足，那麼穩定血糖的效果也會大打折扣，建議糖友每餐都要有 1 份蔬菜 (1 份約為半碗分量)，對穩定血糖有很大的幫助。

實驗證實，進食順序對血糖、體重控制有幫助

美國康乃爾大學的臨床醫學教授路易斯 ‧ 阿倫尼曾研究，實驗對象是一群體重過重的第 2 型糖友，用餐時先讓糖友吃升糖快的全穀雜糧類，過 15 分鐘再給升糖慢的蔬菜和蛋白質食物，並測量他們飯後 30、60、120 分鐘的血糖變化和胰島素分泌量。

經過一周後，再以同一群糖友進行第二次實驗，這次先請糖友吃升糖慢的蔬菜和蛋白質食物，經過 15 分鐘再給升糖快的全穀雜糧類，並測量他們飯後30、60、120 分鐘的血糖變化和胰島素分泌量。

結果發現，先吃蔬菜和蛋白質食物時除了胰島素釋放較穩定，可以減少脂肪的合成外，血糖的上升幅度也比較小，所以對於想要減重和控制血糖的人都會有幫助。

對於無法做到食物減量的糖友，不妨試著先調整一下進食順序，從蔬菜開始進食，再來是蛋白質，澱粉最後吃，讓飯後血糖和體重控制更穩定！

糖尿病可以吃澱粉嗎？
——認識全穀雜糧類

　　全穀雜糧類也就是一般常聽到的澱粉類，不管是想減肥還是管理血糖的朋友，都擔心吃了體重會增加、血糖會上升太多。但其實體重會增加，主要是熱量攝取過多，而血糖波動很可能是因為當餐含醣食物攝取過多。所以只要攝取分量合宜，還是可以安心的攝取澱粉類食物！

全穀雜糧類的成分

　　食物可分為六大類，分別是：全穀雜糧類、水果類、豆魚蛋肉類、蔬菜類、油脂與堅果類以及乳品類。而各類的食物都含有不同比例的三大營養素，分別是碳水化合物 (醣類)、蛋白質以及脂質。

　　全穀雜糧類的成分主要為醣類，醣類佔了我們一天總攝取熱量的 40% - 60%，每天吃的食物當中也是全穀雜糧類所佔的比例最高。此外，醣類不只提供了熱量，也是帶給我們飽足感的主要來源。每一份全穀雜糧類的食物共含有 15 公克的醣類和 2 公克的蛋白質 (約 70 大卡的熱量)。

　　全穀雜糧類常見的食物有：白飯、糙米飯、麵條、饅頭、麵包、地瓜，以及時常被誤認為蔬菜或者烹調時常被當成配菜的玉米、青豆仁、芋頭等。簡單來說，只要吃起來口感有鬆鬆糊糊的感覺，就有可能是全穀雜糧類的食物喔！

控制好分量，糖尿病患者也能安心吃澱粉

　　許多糖友會因為害怕將澱粉吃下肚後血糖會上升，而不吃任何全穀雜糧類食物。這樣的飲食方式常常會有吃不飽的感覺，甚至轉而吃下過多其他類的食物，造成飲食不均衡、無形中攝取了過多的油脂、精緻糖等問題。

　　醣類的攝取不管過多或過少，都會影響血糖控制的穩定性。所以攝取適當的醣類是非常重要的。只要學習正確的醣類食物分量估算方法，並且將每餐的

醣類總攝取量控制在營養師建議的合理範圍，再搭配規律的血糖藥物治療及自我血糖監測，就能穩定控糖、安心攝取全穀雜糧類的食物哦！

選擇升糖指數 (GI 值) 低的優質澱粉

　　白飯、麵包、麵條是屬於精緻過的全穀雜糧類，膳食纖維含量較少，升糖指數較高，容易造成飯後血糖快速上升。如果想要在穩定血糖波動的同時增加飽足感，建議攝取未精緻過的全穀雜糧類。未精緻的全穀雜糧類營養更完整，富含較多礦物質、維生素與膳食纖維。下列介紹幾種全穀雜糧類給大家認識吧！

糙米

稻穀經脫去穀殼加工後就是糙米，是普遍一般大眾最能接受的優質澱粉，去殼後仍留存些許含有豐富營養的外層組織，如皮層、糊粉層和胚芽。糙米比起白米富有更多維生素、礦物質與膳食纖維，所以將糙米放入白米混合烹煮方便又健康。

藜麥

藜麥是在歐洲已經風行一陣子的超級食物，無論當作主食或是拌入沙拉都十分健康美味，印加人甚至稱之為穀物之母。藜麥含有約 16% 的高質量蛋白質，為人體多種必需氨基酸的來源，也富含鎂、鉀、鐵等礦物質，對於慢性病的預防與減重都是很有幫助的膳食纖維。

薏仁

薏仁富含相當多的蛋白質、油脂、維生素 B_1、B_2，以及鈣、鐵、磷等礦物質。蛋白質能分解酵素、軟化皮膚角質使皮膚光滑；也可促進體內血液和水分的新陳代謝，有利排尿、消腫。研究指出，薏仁也能有效降低內臟脂肪的堆積。若想要得到薏仁更完整的營養成分，建議選擇只除去外殼，留下種皮的「紅薏仁」，又稱為「糙薏仁」。但要注意的是薏仁屬於微寒食物，所以懷孕及月經期婦女，應避免吃薏仁。

燕麥

燕麥是很多人早餐喜愛的食物，適合搭配牛奶或是豆漿一起食用。它的脂肪含量居所有穀物之冠，一般人聽到脂肪含量高可能會感到害怕，但其實燕麥提供的都是優質且人體必須的脂肪，主要由單元不飽和脂肪酸、亞麻油酸和次亞麻油酸所構成，單是亞麻油酸就佔了全部不飽和脂肪酸的 35%-52%。同時燕麥也含有人體所需的 8 種氨基酸與維生素 E、B_1、B_2 與葉酸，以及鈣、磷、鐵、鋅、錳等多種礦物質與微量元素。

適合糖尿病患者的優質澱粉主要營養素含量比較：

種類	白米	糙米	藜麥	燕麥	糙薏仁
重量（未煮）	20g	20g	20g	20g	20g
GI 值	76	60	53	55	29
熱量 (kcal)	71	72	74	81	77
碳水化合物 (g)	15.5	14.7	12.8	13.5	13.2
蛋白質 (g)	1.6	1.5	2.8	2.2	2.7
脂質 (g)	0.2	0.6	1.2	2	1.5
膳食纖維 (g)	0.1	0.7	1.4	1.7	0.8
鉀 (mg)	20	61	112.6	59	91
鈣 (mg)	1	3	9.4	5.0	2
鎂 (mg)	6.0	26	39.4	22	46
磷 (mg)	15	69	91.4	58	98
鐵 (mg)	0.1	0.2	0.9	0.8	0.9
B_1	0.02	0.07	0.1	0.1	0.09
B_2	-	0.03	0.06	0.01	0.03

資料來源：①台灣食品成分資料庫 2018 年版
②美國農業部營養素資料實驗室

糖尿病患選擇主食的三大注意事項

❶ 多種澱粉混合食用營養更充足

全穀雜糧種類繁多，在飲食上，多種混合比單獨一種更能獲得足夠的營養。以營養學的觀點：全穀雜糧類蛋白質含量較少，欠缺離胺酸 (Lysine) 營養素，而豆類較缺乏甲硫胺酸 (Methionine) 營養素。如果能將二者混合食用，如黃豆糙米飯、黑豆五穀飯，可以達到截長補短、提高蛋白質的利用率。

❷ 注意磷含量過高的澱粉

一般腎功能正常的人，一天建議至少要有 1/3 的澱粉是來自未精緻的澱粉，但要注意未精緻的澱粉磷含量比精緻澱粉來的高，對於腎功能不好的糖友，會增加腎臟的負擔，在攝取的分量上，建議要與營養師做進一步的討論。

❸ 注意燕麥的攝取量

許多糖友有這樣的迷思，認為燕麥 GI 值低，所以可以多吃。燕麥是屬於富含膳食纖維的低 GI 食物，相較其他澱粉類更容易有飽足感，還可以延緩血糖上升的速度。

但要注意的是，GI 值會隨著食物精緻的程度與烹煮的方式而改變。燕麥片泡得越爛，就像白飯煮成了稀飯，GI 值也會隨之升高。一份燕麥 (20 克乾重) 含有 15 克的醣，相當於 1/4 碗白飯 (約 40 克重) 的醣類含量。所以在食用燕麥之餘，更要注意分量上的攝取，對血糖波動才不會有太大影響。

常見全穀雜糧類一份分量

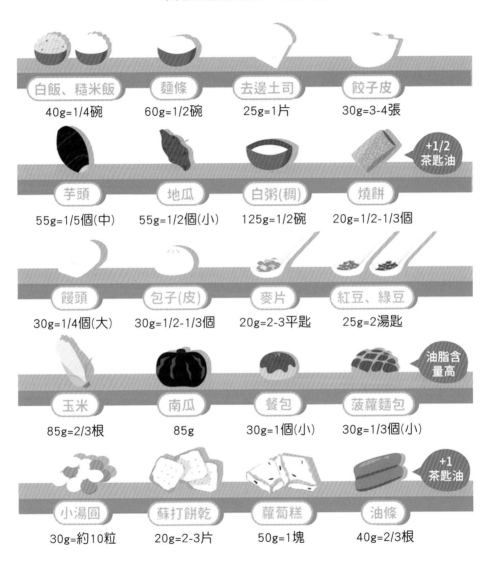

白飯、糙米飯
40g=1/4碗

麵條
60g=1/2碗

去邊土司
25g=1片

餃子皮
30g=3-4張

芋頭
55g=1/5個(中)

地瓜
55g=1/2個(小)

白粥(稠)
125g=1/2碗

燒餅
20g=1/2-1/3個
+1/2 茶匙油

饅頭
30g=1/4個(大)

包子(皮)
30g=1/2-1/3個

麥片
20g=2-3平匙

紅豆、綠豆
25g=2湯匙

玉米
85g=2/3根

南瓜
85g

餐包
30g=1個(小)

菠蘿麵包
30g=1/3個(小)
油脂含量高

小湯圓
30g=約10粒

蘇打餅乾
20g=2-3片

蘿蔔糕
50g=1塊

油條
40g=2/3根
+1 茶匙油

資料來源：衛生福利部國民健康署食物代換表（2018.3.9 更新）

常見外食全穀雜糧類含醣分量

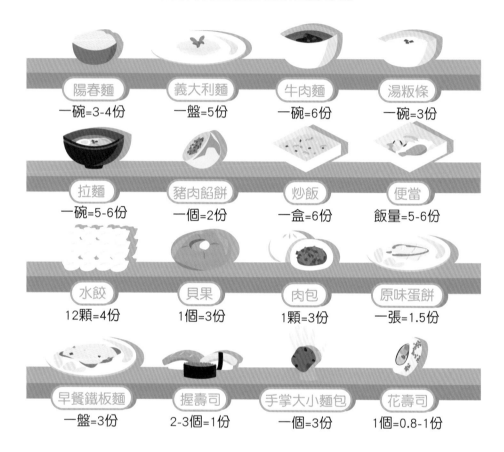

陽春麵
一碗=3-4份

義大利麵
一盤=5份

牛肉麵
一碗=6份

湯粄條
一碗=3份

拉麵
一碗=5-6份

豬肉餡餅
一個=2份

炒飯
一盒=6份

便當
飯量=5-6份

水餃
12顆=4份

貝果
1個=3份

肉包
1顆=3份

原味蛋餅
一張=1.5份

早餐鐵板麵
一盤=3份

握壽司
2-3個=1份

手掌大小麵包
一個=3份

花壽司
1個=0.8-1份

糖尿病可以吃水果嗎？
——低GI水果聰明吃

認識水果的營養價值

水果的營養價值，除了提供膳食纖維、維生素 C 外，也富含糖分，而因為含有糖分，許多糖友都對水果避而遠之。但就像一般人一樣，糖友每天還是需要適量攝取水果，除了水果中的膳食纖維有助於腸胃蠕動，排便正常外，維生素 C 也可提高身體的免疫力，預防感冒。接著就帶糖友來看如何適量選擇水果，血糖不超標。

吃多少水果？看含糖量控制分量

水果的攝取一天建議上限 2 份

一份水果 =15 公克醣，熱量 60 大卡

以下是常見一份水果：

水果		分量	水果		分量
聖女小番茄		23 顆	土芭樂		1 顆
柳丁		1 顆	泰國芭樂		1/3 顆
葡萄柚		3/4 顆	葡萄		13 顆
			櫻桃		9 顆

糖尿病適合吃水果的時間

　　吃水果也要看時間，在對的時間吃，建議根據自己的血糖、腸胃功能、水果分量多寡來吃水果。

　　1. 一天 2 份的水果不要在同一餐吃，要分在 2 - 3 餐吃，一餐最多吃一份
　　2. 如果空腹血糖偏高，建議水果盡量在白天吃完
　　3. 腸胃功能不好的人，水果建議在飯前吃
　　4. 腸胃功能正常的人，飯前或飯後吃水果都可以

三個常見糖尿病吃水果的迷思

不甜的水果可以多吃嗎？

　　很多人都誤以為不甜的水果一次就可以吃很多顆，但不管如何，只要是水果，一份的含醣量就是 15 公克，所以多吃，血糖還是會增加，一天的建議量還是以 2 份為上限。

喝檸檬水可以降血糖？

　　檸檬屬於水果類，雖然吃起來是酸酸的，但還是含有天然的果糖，所以吃多了，不但無法降血糖，還會造成血糖的上升。

POINT！

喝檸檬水小撇步：針對一些平常不愛喝白開水的人，建議可以將檸檬切成薄片，將 2 - 3 片檸檬片泡到 1000c.c.的開水中飲用，比較不會造成血糖的波動。

喝果汁可以代替水果嗎？

　　如果在進食上沒有困難，一般還是建議吃新鮮水果比喝果汁好，除了喝果汁分量容易超過之外，如果又有濾渣，也會將水果中的膳食纖維去掉，而導致 GI 值上升。一般市售的現打果汁還會額外再加糖，也是潛在影響血糖波動的原因。

POINT！

喝果汁小撇步：如果真的要喝果汁，建議先將水果切塊，放到一般的碗中，分量不要超過 8 分滿，可以額外再加入青菜增加纖維量，連同水果與青菜的渣一同喝，比較能延緩血糖的上升，如果腎功能不好的人，建議青菜要先燙過，再一同拌攪，避免攝取過多鉀離子。

糖尿病適合吃哪些水果？低 GI 值水果較佳

雖然水果本身都含有醣分，但擔心血糖短時間內的起伏，還是可以選擇一些 GI 值比較低的水果，因為低 GI 的水果水溶性纖維較多，可以減緩胃的排空速度、增加飽足感，能減緩血糖的波動速度。聰明挑選適合自己的水果，讓血糖控制在穩定範圍。

例如西瓜就屬於高 GI 水果，水分含量多但纖維含量少，進入體內糖分會快速被吸收，血糖會快速上升，則不建議糖友常吃。儘管 GI 值有高低之分，但每個人血糖上升幅度仍然會有差異，所以還是要做好血糖監測喔！

吃水果的好處多多，除了提供身體所需醣分之外，也富含維生素 C、微量營養素與膳食纖維，可以促進排便與增強免疫力。所以只要固定每日總醣量的攝取，並選擇低 GI 的水果進行飲食搭配，便能夠輕鬆達到營養均衡、管理血糖的目標囉！

認識水果與 GI 值的關係

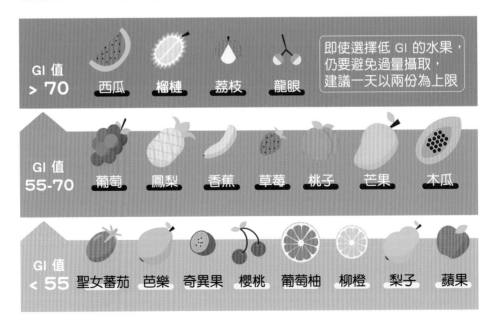

糖尿病能喝牛奶嗎？
——乳製品的注意事項

陳太太是 50 多歲的糖尿病患，除了控制血糖之外，最近上下樓梯也感到很吃力，她擔心自己是不是有骨質疏鬆的問題。雖然知道牛奶是很好的鈣質來源，但聽別人説牛奶中有乳糖會影響血糖波動，到底糖尿病患能不能喝牛奶呢？

—— 認識牛奶的營養價值 ——

蛋白質：牛奶所含的蛋白質為優良蛋白質，並含有許多人體無法自行轉換，須藉由食物來獲得的必需胺基酸；此外，牛奶的蛋白質消化率高達 90 - 100%，是很好吸收利用的飲品。

脂肪：含有亞麻油酸、多元不飽和脂肪酸及卵磷脂等對心血管有益的好油。

醣類：牛奶中含有天然的乳糖，可提高鈣與磷的吸收與儲存，提升預防骨質疏鬆的效果。

礦物質：牛奶鈣質含量非常豐富，且鈣與磷的比例近似於人體所需求的狀態，利於人體吸收。

維生素：含有豐富的維生素 A 及 B_2，維生素 B_2 是國人飲食中經常欠缺的，可從飲用牛奶加以補充。

根據 2018 年國民飲食指南建議，國人每日應攝取 1.5-2 杯牛奶，以下表格是牛奶 1 杯 (240 毫升) 的營養成分：

品 名	蛋白質（克）	脂肪（克）	醣類（克）	熱量(kcal)
全脂奶	8	8	12	150
低脂奶	8	4	12	120
脫脂奶	8	-	12	80

糖尿病喝牛奶搭配穀物避免血糖波動過大

　　牛奶屬於低 GI 值的食物，較容易維持血糖的穩定，避免血糖快速波動，進而達到控制血糖的目的。雖然牛奶含有乳糖，不過乳糖消化速度並不快，加上牛乳蛋白能延緩消化的速度，所以有助於降低餐後血糖上升的速度。

　　若將牛奶和全穀雜糧類一起食用，能降低混合食物的血糖反應。舉例來說，燕麥片改用熱牛奶沖泡，將牛奶和穀物做搭配，有了蛋白質的輔助，餐後血糖上升的幅度會較低。不過提醒糖友，也要將燕麥算進一日的醣類分量裡，避免攝取過多的醣。

糖尿病喝牛奶何時最好？

把握黃金三時段

1 早餐

如果糖友早餐想喝牛奶，可以搭配麥片、三明治、包子、御飯糰等，注意蛋白質與脂肪的攝取量。

2 運動後

若是運動後血糖偏低，也可補充含有蛋白質與醣類的牛奶。

3 睡前

睡前若需要補充點心，牛奶可以讓你睡個好覺，但也要注意分量的攝取！

糖尿病專用配方可以多喝嗎？

糖尿病專用配方多會添加膳食纖維，讓血糖上升的速度較平緩並增加飽足感，減少對血糖的影響。雖然糖尿病專用配方可以讓血糖穩定且緩慢的上升，但成分仍含有醣分、脂質、蛋白質等營養素，並不能使血糖降低。

事實上，糖尿病營養品中的營養素在天然食物中也可取得，較適合胃口不佳的病患與糖友，可取代正餐，但不適合隨時補充。

糖尿病適當喝牛奶預防骨質疏鬆

研究指出：第 2 型糖尿病患比一般人的骨折風險高出許多。原因可能在於持續的高血糖會損害骨骼結構和骨品質，骨質流失較快，進一步導致有較高的骨折風險。所以，除了控制好血糖外，預防骨質疏鬆也是糖友很重要的課題。

牛奶是非常好的鈣質來源，平均 1 毫升的牛奶可以提供約 1mg 鈣質，1 杯牛奶就能提供約 1⁄4 每日建議攝取量，減緩骨質疏鬆的發生，所以糖友每天還是可以適量的攝取牛奶，補充每日營養所需，但別忘了搭配血糖監測，讓自己更掌握飲食帶來的血糖變化喔！

糖尿病蔬菜怎麼吃？
——蔬菜與血糖的關係

在控制血糖的過程中，常有吃不飽、吃不盡興的問題，飲食無法被滿足往往與飲食不均衡、飲食行為受限、或擔心血糖上升等心理因素有關，導致忘記去檢視每餐的飲食內容，尤其蔬菜類最容易被忽略。

蔬菜的營養價值有哪些

每一份蔬菜 (100 公克) 含有 5 公克的碳水化合物 (醣類) 及 1 公克的蛋白質 (約 25 大卡熱量) ，由此可知蔬菜具有低醣、低熱量的特性。另外，蔬菜富含維生素、礦物質及膳食纖維，除了提供人體許多必要的營養素之外，也可以幫助減少腸道對醣類與脂肪的再吸收，不僅可以提升餐食飽足感、促進排便，更能穩定飯後血糖值，延緩併發症的發生。

認識蔬菜與血糖的關係

糖尿病的目標應是穩定控制血糖，所以均衡的健康飲食才是關鍵！良好的飲食控制需把握固定醣分、高纖的原則，每餐攝取固定的碳水化合物 (醣類)，並搭配多樣化的蔬菜，還能增加餐食豐富度及提升飽足感，更能幫助延緩醣類及脂肪的吸收。除此之外，蔬菜本身所提供的植化素、膳食纖維、抗氧化維生素及礦物質，在血糖的控制上都有幫助。

糖尿病聰明吃蔬菜

1 選擇正確蔬菜

常被誤認為蔬菜的全穀雜糧類

蔬菜的種類也很多樣化，例如葉菜類、瓜類、菇類及海藻類等，都可以應用到每日的正餐中作變化的搭配。但要特別注意，不要將全穀雜糧類當作蔬菜來吃，這樣會造成血糖的失控。

最常被誤認的全穀雜糧類有南瓜、地瓜、山藥、蓮藕、皇帝豆以及俗稱為「金黃色的蔬菜」的玉米等，加上坊間時常流傳這些食物有降血糖的功效，反而讓許多糖友更容易忽略這些食物的分量，進而造成高血糖。

2 改變進食順序

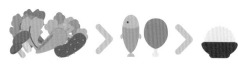

先吃蔬菜讓血糖更穩定

以菜配飯，先吃蔬菜不但可以降低血糖上升的速度、延緩胃的排空，更可以在進食咀嚼的過程，提升飽足感與內心滿足感，還能維持飯後血糖的穩定性。所以建議每餐必須有1 - 1.5份的蔬菜去作搭配，才能達到穩定飯後血糖的最大效果。

3 控制適當分量

認識一份的蔬菜分量

蔬菜一份的量約100公克 (生重)，蔬菜有烹煮後收縮率的狀況，因此分量可以使用一般家用碗 (標準碗) 來評估。收縮率較高的葉菜類，如莧菜、地瓜葉等，100公克的量煮熟後約半個碗量；收縮率較低的蔬菜如青花菜、芥蘭菜等，煮熟後約6 - 7分滿碗的量。

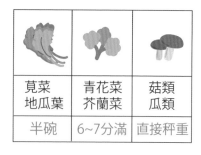

莧菜 地瓜葉	青花菜 芥蘭菜	菇類 瓜類
半碗	6~7分滿	直接秤重

另外，菇類及瓜類的蔬菜比較沒有烹煮後收縮的問題，除了可以使用秤重的方式，也可以直接使用標準碗來估算。大約半碗至7分碗的量為一份蔬菜量。

把握上述原則，糖友們可以根據自己的飲食喜好作蔬菜的選擇，雖然有實驗證實部分蔬菜有助於控制血糖，但是保持健康的均衡飲食，並配合醫囑用藥、維持固定的運動習慣，才是穩定血糖控制的不二法門！

油脂會影響血糖嗎？
——用油的注意事項

　　說到糖尿病飲食，許多糖友都知道要控制醣類的分量攝取，此外，食物中的油脂也需要特別留意喔！因為如果吃太多油炸食物，熱量容易攝取過多、導致體重增加，也會增加胰島素的阻抗，導致胰島素作用變差。所以認識油脂、了解油脂與血糖的關係，也很重要！

油脂的主要功能與種類

　　油脂主要的功能是提供必需脂肪酸來源、協助脂溶性維生素的吸收並調節內分泌系統及維持人體正常生理代謝。油脂可以依照來源分為植物油和動物油。

　　動物油來自動物的脂肪組織，例如豬油、牛油等；植物油即是使用植物的種子所壓榨萃取而成的，如花生油、葵花油、芝麻油、大豆油等。接著，我們再依照其脂肪酸的飽和程度，分為飽和脂肪酸、單元不飽和脂肪酸、多元不飽和脂肪酸三種。

　　一般來說，動物性油脂的飽和脂肪酸較高，植物性油脂則是不飽和脂肪酸較高。飽和程度高的油脂，室溫下多呈現固體狀，無法流動；而不飽和程度高的油脂則呈現液體狀。在家中可以依據油脂流動程度來判斷油脂的類型。

反式脂肪酸的出現

　　由於不飽和脂肪容易被氧化，所以經過改良後，有了「反式脂肪酸」的出現，至今被大量運用在許多加工食品中，但目前已證實反式脂肪酸會提高人體血液中壞膽固醇的含量，增加罹患心臟病、中風、第 2 型糖尿病的風險，所以建議要多留意食用分量，避免攝取過多的反式脂肪。

- 備註：世界衛生組織建議反式脂肪的分量不可超過每日油脂量的 1%。

油脂如何影響血糖值？

　　雖然油脂不像醣類一樣，會直接造成血糖的上升，但因為油脂在體內代謝比較慢，所以如果同時攝取高醣、高油脂的食物，會延緩腸胃排空的速度，使血糖下降速度變慢，導致飯後血糖偏高，甚至延續到下一餐的餐前血糖。其次，高油脂食物常常伴隨著高熱量，一旦熱量攝取大於需要量，體重就會開始上升，並且增加胰島素的阻抗，讓控糖更加困難。

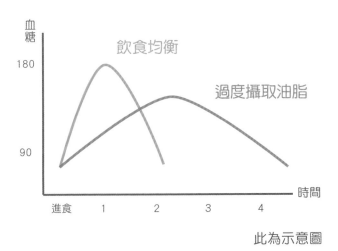

此為示意圖

飲食均衡時，飯後血糖會在 2 小時後恢復正常，
但過度攝取油脂會減緩血糖下降的速度，甚至
影響到下一餐的飯前血糖。

生活中含有油脂的食物

　　日常飲食中還有許多油脂藏在細節裡，很容易被忽略，這些油脂存在於大豆類、魚、肉、蛋、堅果種子、乳製品，以及丸子、火鍋料、餅乾、蛋糕、冰淇淋等加工品之中，甚至水果中的酪梨亦含有豐富的油脂。雖然油脂會延緩血糖下降的速度，但並不表示不能吃，建議適量地吃「健康的油脂」。

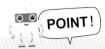

POINT！

美國糖尿病衛教指引中建議：

1. 適量吃富含 Omega-3 脂肪酸(多元不飽和脂肪酸) 的魚類、堅果種子類，能避免心血管疾病，例如鯖魚、秋刀魚；核桃、杏仁果以及花生等。
2. 適量選用單元不飽和脂肪酸高的油脂，幫助葡萄糖代謝和降低心血管疾病的風險，例如：橄欖油、芥花油、油菜籽油。

生活中含有油脂的食物：

乳製品

牛奶　優酪乳

蛋白質類

肉　魚　蛋

大豆類

青豆　黃豆　黑豆

加工品

冰淇淋　火鍋料　蛋糕餅乾

堅果類

花生　杏仁果

糖尿病食用油脂叮嚀

1 建議選用不飽和脂肪酸。

2 減少反式脂肪酸的攝取，如餅乾、麵包、糕餅。

3 吃油炸物時，要去除外皮，減少油脂攝取。

4 食物中有「酥」，表示油脂含量高，要多留意，如酥皮濃湯、蛋黃酥。

5 食品標示如有以下字眼，可能也表示含有反式脂肪酸，如：代可可脂、植物黃油、部分氫化植物油、酥油，要多留意。

攝取適量堅果種子，可保護心血管健康

　　根據每日飲食指南，一天的油脂攝取量建議控制在 3-7 份 (1 份烹調用油 = 1 茶匙的油 = 5 公克油)，並且還可以再多攝取 1 份的堅果。除此之外，糖友也可以彈性調整三餐料理中油脂及堅果種子的攝取，如果當日不小心吃了較多的堅果，就要記得減少三餐中的油脂分量。然而，堅果種子類本身富含鉀、磷等礦物質，被醫生叮嚀要限鉀、限磷的腎病變患者，就比較不建議吃，或是需要減少攝取堅果種子類的食物。

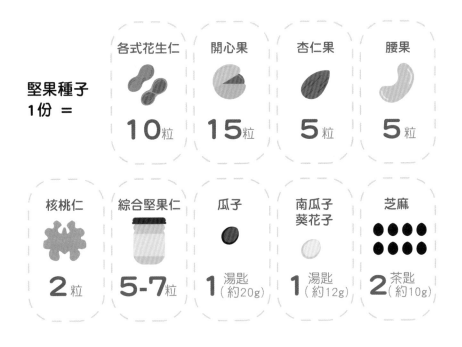

資料來源：衛生福利部國民健康署食物代換表（2018.3.9 更新）

聰明選擇蛋白質

　　說到控制血糖，飲食中通常我們想到的就是醣類的適當攝取，但其實糖尿病飲食是以「均衡飲食」為基礎，所以除了醣類，每日攝取優質蛋白質也是非常重要的。

豆魚蛋肉類的營養價值

　　豆魚蛋肉類屬於優質蛋白質，富含人體所需的蛋白質成分，是飲食中蛋白質的主要來源。豆魚蛋肉類包含：黃豆與豆製品、魚類與海鮮、蛋類、禽類和畜肉等。蛋白質的主要功能在於構成身體器官、促進身體生長發育、調節生理機能（如維持身體的酸鹼平衡）以及參與和維持免疫反應及供給熱量。

豆魚蛋肉類與血糖的關係

　　飲食中有適量蛋白質，可以減緩血糖快速的上升，穩定血糖變化，再加上蛋白質食物消化分解的速度比澱粉慢，且含有油脂，有助於提升飽足感，避免過度進食，減少體重增加的風險。

糖尿病每天要攝取多少蛋白質？

　　2018 年最新「每日飲食指南」建議：蛋白質占總熱量比例為 10 - 20%、每日應攝取 3 - 8 份豆魚蛋肉類。但因每人一天建議所需的總熱量，會因每個人的身高、體重、活動量及年齡等不同，建議總熱量的攝取量也不同，所以建議攝取的豆魚蛋肉類份數也會有個體上的差異。

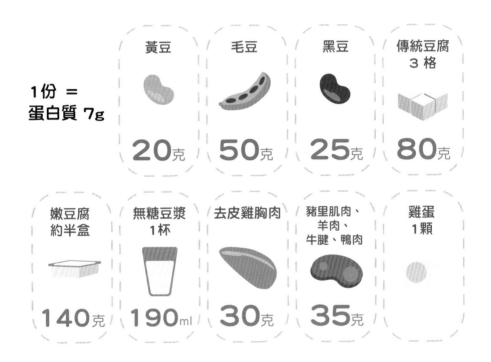

1份 ＝
蛋白質 7g

黃豆 20克
毛豆 50克
黑豆 25克
傳統豆腐 3 格 80克
嫩豆腐 約半盒 140克
無糖豆漿 1杯 190ml
去皮雞胸肉 30克
豬里肌肉、羊肉、牛腱、鴨肉 35克
雞蛋 1顆

不同年齡族群的每日蛋白質攝取量

　　人在不同的年齡階段、身心產生壓力、或有特殊疾病時，我們所需要的蛋白質含量也會有所不同，是否要限制蛋白質攝取、還是要多攝取蛋白質，則視不同情況而定。

一般成人　　1 - 1.5 公克/公斤
以一位60公斤的成人為例，每日蛋白質建議攝取量為60-90公克

老年人　　1 - 1.2 公克/公斤

有腎臟疾病　　0.6 - 0.8 公克/公斤理想體重
80%為高生物價蛋白質(豆腐、雞蛋、魚、海鮮、瘦的禽肉和畜肉)

透析患者　　1 公克/公斤理想體重　　血液透析
　　　　　　　1.2 公克/公斤理想體重　　腹膜透析

肝炎、脂肪肝、肝硬化　　1 公克/公斤

　　均衡飲食一直是所有成人、孩童以及某些特殊疾病族群的基本，或許在某些特殊情況下，營養素需求會有所增減，建議如要嘗試不同飲食法或因身體狀況而需要調整飲食內容，可尋求營養師或相關專業醫療人員的協助，共同制定適合自己的營養計畫。

膳食纖維可以穩血糖嗎？

除了碳水化合物與蛋白質，有沒有一種食物能增加飽足感、對血糖的影響也較少呢？在日常飲食上，建議糖友可以多攝取膳食纖維，只要攝取足夠的膳食纖維，不僅可以幫助穩定血糖、也能帶來飽足感。

什麼是膳食纖維

一般膳食纖維在營養素的標示中屬於碳水化合物（醣類），但有別於精緻糖或澱粉，膳食纖維不被腸道吸收分解，所以不具熱量、也不會造成血糖的上升。膳食纖維又分成水溶性纖維和非水溶性纖維兩種。

水溶性纖維	可幫助益菌在體內增強免疫，延長食物在腸內的停留時間、降低葡萄糖的吸收速度，所以進食後，血糖不會急速上升，有助於糖尿病患控制血糖。主要存在於蔬菜、水果、豆類、蒟蒻以及全穀類。
非水溶性纖維	可以被細菌發酵，並增加糞便體積，促進腸道蠕動，減少便秘發生，有助於減少大腸癌的發生。主要存在於未加工的麩質、全麥、穀物、豆類、根莖類、果皮等食物中。

糖尿病患如何有效攝取膳食纖維

目前國人膳食纖維普遍攝取不足，根據「國民營養健康狀況變遷調查」，男性平均每日約 13.7 公克，女性平均約 14 公克，相較每日建議攝取量 25 - 35 公克，嚴重偏低。如果糖友平常青菜、水果吃得少，那麼平常的纖維量很難達到建議的標準值。

美國糖尿病協會 (ADA) 更指出，糖尿病患飲食中每日攝取超過 50 公克膳食纖維，將可以降低第 2 型糖尿病患者高血脂的問題，所以如果糖友本身有高血脂的人，更應該增加膳食纖維的攝取。

了解膳食纖維對糖尿病的重要性後，可以透過以下這三類食物增加膳食纖維的攝取：

全穀雜糧類	建議選用糙米、藜麥、五穀米，取代精緻的白米飯，早餐的話，盡量選用全麥土司、燕麥，來代替白土司、麵包
水果類	以新鮮水果為主，少喝濾渣的果汁，可多選擇芭樂、柿子、西洋梨等水果
蔬菜類	蔬菜本身就屬高膳食纖維的食物，建議每餐至少有一盤蔬菜，例如青花菜、地瓜葉、黃豆芽以及黃秋葵等，都是很好的高纖蔬菜選擇

如果飲食中真的無法攝取到足夠的膳食纖維，建議可以購買市售富含膳食纖維的產品，例如膳食纖維粉，在餐前喝一杯，可以增加平日纖維攝取，也能增加飽足感和有延緩血糖上升的作用喔！

哪些食物可以增加膳食纖維

奇亞籽

奇亞籽是鼠尾草的種子，遇水會像膠狀物質，沒有味道，可以加在飲品中食用。其含有豐富的膳食纖維，除了容易有飽足感外，也可以延緩血糖的上升；奇亞籽也含有好的脂肪來源 Omega-3，有助於降低膽固醇和維持神經系統和腦部運作。

食用的注意事項：

1. 有研究指出食用奇亞籽有降血壓的效果，所以不建議低血壓的糖友食用
2. 奇亞籽富含的Omega-3有抗凝血的效果，不建議手術前、或使用抗凝血劑者食用
3. 腸胃功能不佳者，食用奇亞籽容易會有腹脹問題

羅勒籽

與奇亞籽類似，是九層塔的種子，又稱作小紫蘇，目前仿間手搖飲料中常可見到小紫蘇的飲品。羅勒籽富含膳食纖維，吸水有膨脹的特性，可帶來飽足感，也不會額外增加熱量的攝取。不過食用上建議一天 5 公克就好，將羅勒籽加在開水中，並放上一小片檸檬增加風味，此外，食用過量也會有腹脹等腸胃方面的不適。

膳食纖維粉

如果不喜歡有任何顆粒或是黏稠的口感，建議可以購買膳食纖維粉，加入液體中無色無味，很適合加在開水中一起飲用。一次建議5公克膳食纖維粉搭配500毫升的開水，一天最多15公克即可。

黑豆

不同於以上三種，黑豆屬於豆魚蛋肉類，富含蛋白質、Omega-3脂肪酸，有助於降低膽固醇，減少心血管疾病發生，其膳食纖維量居豆類之冠，每 100 公克的黑豆，含有膳食纖維 22.4 公克。如果糖友下午嘴饞，可以吃一把黑豆，但吃太多也會有脹氣的副作用，建議適量攝取。

膳食纖維比一比　　　　　（以下是食物 100g 所含的纖維量）

全穀雜糧類

白米	0.7g	油麵條	1.1g	糙米	4g	蕎麥麵	2.6g
白吐司	2.2g	白玉米	3.7g	全麥土司	3.2g	地瓜	2.4g
即食燕麥片	10.5g	紅豆	18.5g	薏仁	1.8g	綠豆	15.8g

水果類

芭樂	3.6g	香蕉	1.6g	土芭樂	5g	奇異果	2.7g
蘋果	1.3g	巨峰葡萄	0.2g	柳澄	2.1g	西洋梨	2.1g
牛心柿	4g	美國綠葡萄 (帶皮) 0.8g					

蔬菜類

黃秋葵	3.7g	小白菜	1.3g	西洋芹	1.6g	青江菜	1.4g
地瓜葉	3.3g	黑木耳 (濕)	7.4g	黃豆芽	2.7g	白木耳 (濕)	5.1g
高麗菜	1.1g	香菇 (濕)	3.8g	青花菜	3.1g	金針菇	2.3g
筊白筍	2.1g	杏鮑菇	3.1g	萵苣	1.2g	海帶	2.8g

豆製品

黑豆	22.4g	毛豆	8.7g	凍豆腐	2.2g	三角油豆腐	0.7g
黃豆	14.5g	傳統豆腐	0.6g				

堅果類

開心果	13.6g	花生	8.1g	南瓜子	6.1g	腰果	5g
黑芝麻	14g	松子	4.2g				

第六章

外食族，
如何掌握飲食？

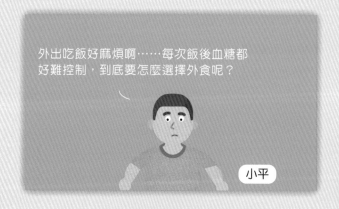

外出吃飯好麻煩啊……每次飯後血糖都
好難控制，到底要怎麼選擇外食呢？

小平

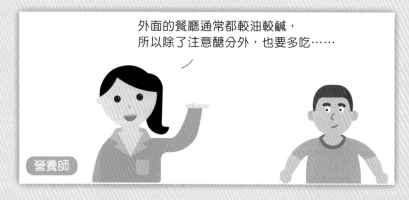

外面的餐廳通常都較油較鹹，
所以除了注意醣分外，也要多吃……

營養師

糖友外食技巧與原則

　　在現今的社會環境下，外食的人口愈來愈多，如何在眾多高油、高糖、高鈉的食物中，選擇適合的食物，避免血糖的高低波動，又可以吃得健康沒負擔呢？以下提供幾個外食技巧原則。

1. 選擇較健康的食物烹調方式

　　不同的烹調方式除了風味不同外，熱量也會有所差異，清蒸、川燙、滷、烤的烹調方式會比油炸、油煎來得健康，熱量也相對低，但還是要留意滷汁中是否有加入糖；烤物上也要避免添加太多的醬料，增加身體的負擔。

2. 原型食物代替加工食物

　　原型食物表示是未加工過的食物，沒有額外添加糖、鹽、玉米澱粉、食用色素、香料、防腐劑等，像是肉片就優於於貢丸、肉鬆；白飯、糙米就優於炒飯、燴飯；葡萄就會優於葡萄汁、葡萄乾。

3. 均衡飲食攝取

　　澱粉食物在腸胃道是消化和升糖最快速的食物，高纖的蔬菜和蛋白質食物則是可以有效的延緩血糖的上升，也有助於飽足感的產生，所以每餐飲食中，建議都要均衡的涵蓋澱粉、蔬菜和蛋白質，除了可以攝取比較多的營養素外，也有助於血糖的穩定。

4. 找出並計算含醣食物

　　導致血糖上升的因素最主要是含醣食物，所以外食時，要先了解吃的食物有哪些是含醣的，再針對含醣的食物依照自己每餐可以吃的分量，適量攝取。

　　掌握這四個大原則，可以避免血糖起伏太大，讓你外食吃得更健康更安心。接下來就針對不同的外食餐點一一做介紹。

速食餐廳

主餐　以烘烤類肉品為主

主餐中的漢堡麵包含有2-3份醣，搭配的漢堡餡料通常以油炸、油煎的食材為主，例如：油炸雞腿排、油煎牛肉排。建議盡量優先選擇以烘烤方式烹調的內容物（肉品），避免吃進過多油脂，例如：烤雞腿排。另外炸雞或麥克雞塊通常會先裹粉再油炸，因此也會含有醣分，需要特別留意喔！

副餐　生菜沙拉佳

最常選擇的薯條含醣量為小薯 1 包 = 2 份主食，中薯 1 包 = 3 份主食。因為經過油炸，通常 1 包就含 2～3 份的油脂，鈉含量也較高，因此副餐的部分建議選擇生菜沙拉做搭配，不僅可以增加纖維攝取，也能避免吃進過多的醣分及油脂。

飲料　無糖茶或美式咖啡

可樂、紅茶皆為含糖飲料，建議以零卡可樂、熱紅茶或者美式咖啡來取代。如果想喝拿鐵咖啡或者紅茶拿鐵，由於牛奶也含有醣分，也要一起算進整體餐點的總醣量當中喔！

湯品　避免勾芡類

玉米濃湯為勾芡湯品，玉米粒又是含醣食物，因此小杯玉米濃湯就已經 = 1.5 - 2 份主食，比較不建議點選，如果真的想喝玉米濃湯，則必須與漢堡及薯條做含醣食物分量上的替換。

沾醬　和風醬佳

加工調味料如糖醋醬含糖量高，約提供 11 公克的碳水化合物（15 公克碳水化合物 = 1 份醣分），建議以番茄醬（約 3 公克）取代，最佳建議為不沾醬，可以避免額外的糖及鹽份攝取。另外，蔬菜沙拉可以選擇低糖低油的和風醬。

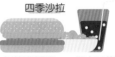

- **主餐**：板烤雞腿堡 (= 3 份主食)
- **副餐**：四季沙拉
- **飲料**：零卡可樂、無糖茶或黑咖啡

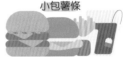

四季沙拉
板烤雞腿堡　零卡可樂

小包薯條
麥香魚/雙層吉事堡　無糖茶

- **主餐**：墨西哥莎莎霸王捲
  (捲餅 = 3 份主食，如果含有莎莎醬則約 = 4 份主食)
- **副餐**：鮮蔬沙拉或者小包薯條 (= 2 - 3 份主食)
- **飲料**：無糖綠茶、熱紅茶或者義式咖啡

PS.
捲餅熱量比漢堡麵包
低，是不錯的選擇，
另外也可以請店員不
要加莎莎醬。

小包薯條
鮮蔬沙拉
熱紅茶
墨西哥莎莎霸王捲　紐奧良烤雞堡　義式拿鐵

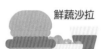

- **主餐**：摩斯熱狗堡 或 蜜汁烤雞堡 (= 3 份主食)
- **副餐**：雞肉總匯沙拉
- **飲料**：義式拿鐵 (= 0.5 份醣)

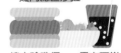

雞肉總匯沙拉
小包薯條
黑咖啡
摩斯熱狗堡　鮮蔬沙拉　燒肉珍珠堡　零卡可樂

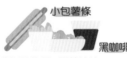

營養師小提醒

- 套餐中的主食分量盡量控制在 3 ~ 4 份（可以自行選擇替換品項）
- 無論選擇什麼套餐組合，至少要搭配 1 份蔬菜沙拉
- 進食順序：蔬菜沙拉 → 套餐組合

日式料理

一般壽司　搭配青菜一起食用

1 個握壽司的飯量約 0.4 份澱粉；1 個花壽司的飯量約 0.8 份澱粉；1 個軍艦壽司的飯量約 0.4 份澱粉。壽司本身是米飯做的，在製作成醋飯的過程，除了有添加醋外還有少量的糖，且青菜量不多，在選取時，要留意飲食均衡，建議多點些蔬菜，提高一餐攝取的纖維量。

日式居酒屋　海鮮烤物佳

居酒屋以烤物為主，醣類食物的選擇不多，主要有三角烤飯糰約 2.5 份澱粉、炒烏龍麵約 3 份澱粉、鮭魚炒飯約 4 份澱粉。餐點的選擇建議以海鮮類的烤物為主，如蝦子、扇貝、干貝、烤魚，油脂含量較少；另一方面，牛五花、豬五花、肥腸、雞皮或是炸物的油脂含量都比較多，則需少吃；另外，糖友也要多點一些蔬菜增加纖維量的攝取。

日式麵店　柴魚湯頭佳

1 碗烏龍麵約 4 份澱粉、1 碗拉麵約 6 份澱粉、1 顆日式煎餃 = 1/3 份澱粉 (油脂量高)，可以看到拉麵一整碗的澱粉量比一碗飯還多，所以要減量攝取，建議湯頭的選擇以低鈉低油的柴魚為主，蛋白質用非油炸的肉類取代炸蝦、炸天婦羅。

日式定食　避免油炸物

1 份蓋飯飯量約 6 份澱粉、1 份定食飯量約 4 份澱粉，一般的蓋飯除了飯量比較多外，都會淋上醬汁，醬汁多以味醂、醬油和糖調味，所以會增加糖與鈉的攝取量，一定要多加留意。定食的生菜可以多吃，但如果有胡麻醬或是柚香醬，就要減量攝取。不管是蓋飯還是定食，糖友一樣都要少吃油炸物。

常見的日式料理醣量

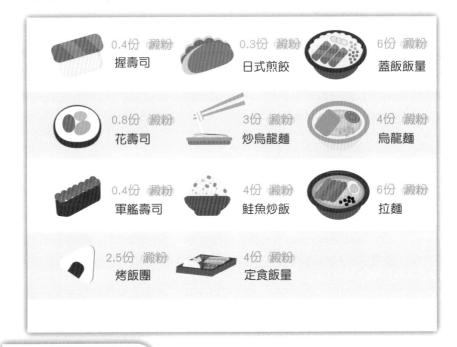

0.4份 澱粉 握壽司	0.3份 澱粉 日式煎餃	6份 澱粉 蓋飯飯量
0.8份 澱粉 花壽司	3份 澱粉 炒烏龍麵	4份 澱粉 烏龍麵
0.4份 澱粉 軍艦壽司	4份 澱粉 鮭魚炒飯	6份 澱粉 拉麵
2.5份 澱粉 烤飯團	4份 澱粉 定食飯量	

糖友可以這樣吃

- **一般壽司店**：茶碗蒸＋秋葵 1 碟＋生魚片 2 盤＋無糖煎茶＋一餐建議吃的澱粉量
- **日式居酒屋**：烤玉米筍＋烤杏包菇＋鹽烤蝦＋1 串雞肉串＋1 串蔥花豬＋1 個烤飯糰，如想喝點小酒，建議淺嚐即可。
- **日式麵店**：月見烏龍麵＋小菜 1 碟
- **日式定食**：鯖魚定食或是烤雞腿定食

營養師小提醒

- 很多日式常見的油炸食物，外層都會先裹上一層麵粉，1 兩肉大約會裹 5g 的澱粉外皮，所以以豬排定食來說，吃了麵皮會多攝取約 20g 的澱粉，建議避免選擇油炸食物，或是剝去油炸麵皮後再食用。

西式料理

餐前麵包　無包餡料佳

一般一人份的餐前麵包約含有 1 - 2 份澱粉。沒有內餡的麵包，可以沾取適量的橄欖油來吃。25 公克的麵包約等於 1 份澱粉，但如果是有包餡料的或是油脂比較高的可頌麵包，20 公克等於 1 份澱粉，醣量和油量都會比較多，在攝取時要多留意。

湯品　清湯代替濃湯

湯品名稱中有「濃湯」兩字，表示湯頭可能有使用太白粉來增加湯的濃稠度，如南瓜濃湯、玉米濃湯。另外，南瓜和玉米本身也屬於澱粉類的含醣食物，會使血糖上升。

甜點　避免奶油少量攝取

甜點蛋糕的糖量約佔總重量的 20 - 30%，以一塊三角型的草莓蛋糕來說，糖量就有 30 公克。建議以低糖低油的戚風蛋糕取代布朗尼，蛋糕外的鮮奶油也盡量少吃。如果是選用冰淇淋，一球冰淇淋的糖量約 15 公克，所以如果吃了 2 球冰淇淋，就等於攝取了半碗飯的醣量。建議先估算好一餐可以吃的醣量，再適量攝取。

飲料　以無糖茶為主

一般的果汁糖量約為總重量的 15%（100 毫升的果汁含有 15 公克的糖）；如果想喝拿鐵，也要留意拿鐵中的牛奶也含有天然的乳糖（240 毫升的牛奶含有 12 公克的糖）。建議還是以無糖茶為主，減少含糖飲料的攝取，以免血糖飆升過快。

酒類　淺嚐即可

西餐常見的紅酒與白酒，酒精濃度約 12 - 14 %，男生一天最多可飲用紅酒 250 毫升、女性最多 125 毫升，每 100 毫升 的紅酒也含有 3 公克糖左右，記得也要估算進整餐的糖量攝取中喔！

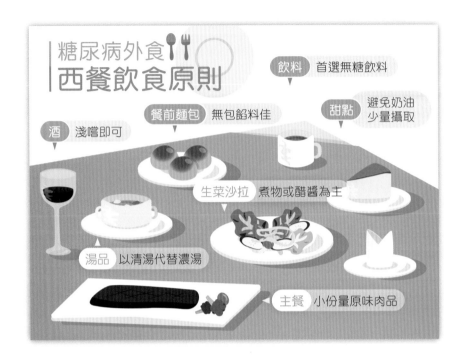

糖尿病外食 西餐飲食原則 🍴🍽️

酒 淺嚐即可

餐前麵包 無包餡料佳

飲料 首選無糖飲料

甜點 避免奶油 少量攝取

生菜沙拉 煮物或醋醬為主

湯品 以清湯代替濃湯

主餐 小份量原味肉品

糖友可以這樣吃

- 餐前麵包：無包餡料佳
- 主餐：4 - 6 oz 的原味牛排、豬排，減少添加醬料的肉品
- 湯品：選擇以清湯為基底的比較不會造成血糖波動過大
- 甜點：以低糖低油的戚風蛋糕取代布朗尼，蛋糕外的鮮奶油也盡量少吃
- 飲料：以無糖茶或是花茶為主，減少含糖飲料的攝取

營養師小提醒

- 西餐的上菜速度會比較慢，所以有打速效胰島素的糖友，建議點餐時可以先留意醣類食物大概何時會上菜，再決定速效胰島素要如何施打，如果是出現在一開始的餐前麵包和最後的甜點，建議打速效胰島素的糖友可以分 2 次施打，避免餐前一次施打，降低用餐中途發生低血糖的風險。

中式料理

炒飯、炒麵　須注意高油脂

中式料理或快炒店中一定會有的醣類食物就是炒飯和炒麵，一平碗的炒飯約有 4 份澱粉、一平碗的炒麵有 2 份澱粉，炒飯和炒麵在烹調過程都會加入許多油脂，要特別留意。

油飯米糕　淺嚐一口就好

米糕使用的是糯米，而糯米是屬於高升糖指數的食物，會使飯後血糖上升較快，加上不好消化，腸胃功能不好的人，建議淺嚐一兩口就好。

勾芡類食物　挑料吃就好

在炒菜或製作羹湯時，多使用太白粉 (精緻澱粉) 做勾芡，其中包含許多看不見的油脂及糖，因此建議挑料吃就好，不要喝湯。

糖醋食物　少吃醬汁與魚皮

排骨和魚都是屬於蛋白質食物，但烹調過程經過油炸並加入糖和醋去料理的糖醋排骨和糖醋魚，就會變成一個含醣的料理，建議醬汁和魚皮要少吃。

燉湯　注意湯中的含醣食物

燉湯的部分，要注意配料中的紅棗為水果類，10 顆含有 1 份醣，湯中常出現的食材像是玉米、芋頭、栗子、蓮子等也都是屬於含醣食物。

糖友可以這樣吃

- **全穀類**：以白飯為主，減少過多調味的炒飯炒麵。
- **蛋白質**：清蒸魚、蒜泥白肉、鮮蝦等，避免油炸料理。
- **蔬菜**：清炒水蓮、高麗菜
- **湯品**：以海鮮蔬菜為主的蛤蠣絲瓜湯

營養師小提醒

- 吃中式合菜時，建議糖友在點餐要多留意食材的烹調方式，減少勾芡、油炸的料理，多點一些青菜，和適量的魚肉類搭配，並且固定自己吃的飯量，就可以穩定血糖的變化。

外食族糖友的飲食建議

對於大多數的糖友來說，比起在家自己下廚，外食或許是更方便省時的選擇，然而外食高油、高糖、高鹽的特性，讓血糖控制變得更有挑戰性。此篇將從營養觀點切入，看看糖友在選擇早／午／晚餐上，可以有哪些技巧運用在掌握飲食方向。

早餐

早餐是啟動一天的活力來源，當吃完早餐反而昏昏欲睡，或是還沒到午餐時間肚子就開始呱呱叫，可能都是早餐吃得不夠均衡造成的喔！攝取過多含醣食物會導致血糖快速升高，而有疲倦、想睡、記憶力無法集中的現象；纖維質和蛋白質攝取不足則容易有飢餓的感覺。早餐到底該怎麼選擇？什麼樣的早餐適合糖尿病人呢？先來看看一份均衡的早餐組合會需要什麼：

1
適量的澱粉食物
加上1-2份蛋白質
和1份高纖蔬菜

2
以少油、少鹽、
少糖、少加工食
物為主

依照上述原則，一起從不同類型的早餐中選擇聰明的組合吧！

連鎖早餐店

選擇油脂含量較少的澱粉類，並搭配低脂、非油炸的蛋白質食物。

⬤ 適合糖友的選擇

- **主食**：吐司 (如低脂少油的鮪魚、燻雞、蔬菜吐司)、蛋餅
- **飲品**：無糖豆漿搭配吐司、無糖茶可搭配油脂較吐司高的蛋餅

✖ NG 的早餐選擇

- **主食**：蘿蔔糕、鐵板麵、煎餃等高油脂高升糖食物

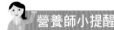
營養師小提醒

- 湯種吐司、鮮奶吐司、法式吐司都是屬於油質含量較高的吐司，建議選擇一般的全麥土司就好。

便利超商

便利超商的食物都有營養標示，糖友可以依據營養標示來選擇適合自己的早餐。

⬤ 適合糖友的選擇

- **主食**：三角御飯糰、三明治或烤地瓜
- **副食**：高纖生菜沙拉
- **飲品**：低脂鮮奶、無糖優酪乳、無糖豆漿或拿鐵

✖ NG 的早餐選擇

- **主食**：油脂含量高的麵包、大亨堡
- **飲品**：含糖量高的飲料、果汁

營養師小提醒

- 烤地瓜最好帶皮吃，可以增加纖維的攝取，價位選擇在 20-25 元間的澱粉量約 2 - 3 份，每增加 5 元就多 1 份澱粉量喔！

中式早餐店

中式早餐的青菜量較不夠,可以自己準備蔬果額外補充纖維質,例如大番茄。

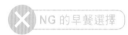 適合糖友的選擇

- **主食**:油脂較少的包子、小籠包、1/2 - 2/3 份燒餅夾生菜
- **飲品**:無糖豆漿

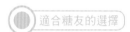 NG 的早餐選擇

- **主食**:飯糰、油條、蔥抓餅等油脂含量高的食物

清粥小菜

粥容易造成血糖快速上升,所以在選擇搭配上須更加注意。此外,建議先吃高纖的青菜,再吃富含蛋白質的魚肉,最後再搭配粥。

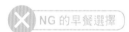 適合糖友的選擇

- **主食**:清粥不加油蔥酥,搭配 2 - 3 種青菜
- **副食**:豆腐、蒸蛋、瘦肉、清蒸魚

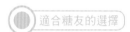 NG 的早餐選擇

- **副食**:肉鬆、豆棗、麵筋、油條等加工食物

午餐

　　到了中午，若是一般不自己帶便當的上班族，糖友可以如何掌握午餐外食呢？首先，建議糖友進食規律，定時定量且規律的進食是穩定血糖的第一步，除此之外，還可以遵循以下的技巧：

1. 適量的醣類與蛋白質

　　依不同的身高體重計算，分量建議範圍如下

全穀雜糧類分量建議：	豆魚蛋肉類分量建議：
男性 3 - 5 份	男性 3 - 4 份
女性 2 - 4 份	女性 2 - 3 份

2. 大量蔬菜，補充膳食纖維

　　蔬菜每餐的建議分量：1 - 2 份

> 備註：
> 1. 1 份蔬菜 = 標準碗半碗
> 2. 可以選擇不同顏色的蔬菜進行分量上的搭配，例如甜椒 + 菠菜

3. 低油、低鹽、少加工食物

　　選擇低油的烹調方式，例如烤鯖魚、滷雞腿。加工食品通常含有看不見的油、鹽、糖，例如貢丸、香腸，建議糖友選擇原型的食物為主。

　　以上述的飲食原則為出發點，一起來看看午餐的選擇有哪些、以及要如何巧妙搭配吧！

便當類

通常公司團體訂便當時，能選擇的菜色有限，雖然不能自由選擇配菜，但可以選擇油脂相對較少的主菜，建議選擇滷或烤的烹調方式，如滷雞腿、燒肉便當，才不會吃進過多的油脂。

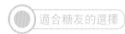 適合糖友的選擇

滷排骨便當、雞腿便當、烤鯖魚便當、燒肉便當

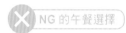 NG 的午餐選擇

炸雞腿便當、炸雞排便當、炸豬排便當、焢肉便當

 營養師小提醒

1. 一般便當提供的白飯約 4-5 份左右。
2. 建議主菜的肉類去皮再吃，可以減少油脂攝取。
3. 如果便當中有加工類食品，也建議不吃。

自助餐

自助餐的選擇較彈性，可以輕鬆挑選自己想吃的食物，並作均衡搭配。

適合糖友的選擇

主食：白飯 1 平碗，或是選擇糙米飯或五穀飯
主菜：清蒸豆腐、滷豆包、滷蛋 (蒸蛋)、瘦肉、烤魚或清蒸魚
副菜：選擇 2 - 3 種不同顏色的蔬菜

NG 的午餐選擇

主食：炒麵、肉燥飯、豬油拌飯
主菜：油炸類，例如炸雞腿、炸魚排
副菜：夾取過多加工類食物，不到半碗的蔬菜

營養師小提醒

1. 夾取菜餚時建議夾取最上層的青菜，含油量較低。
2. 避免喝自助餐提供的湯品及養樂多，可以減少當餐油脂及糖分攝取。
3. 主菜部分，建議動物性與植物性蛋白質各選一種作搭配，例如魚配豆腐。

麵食類

麵食類都是以單點為主，可以將均衡飲食的概念套用進點餐中，麵食也可以吃的輕鬆又健康。

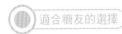 適合糖友的選擇

搭配組合 1：水餃 10 - 12 顆 + 燙青菜 1 盤 + 青菜蛋花湯 1 碗
搭配組合 2：蒸餃 8 - 10 個 + 燙青菜 1 盤 + 青菜豆腐湯 1 碗
搭配組合 3：湯麵 1 碗 + 燙青菜 1 盤 + 滷味拼盤 (滷蛋、海帶、豆干)

❌ NG 的午餐選擇

主食：乾麵、炒麵、肉羹麵
湯品：勾芡類湯品，例如酸辣湯或玉米濃湯

> **營養師小提醒**
>
> 1. 建議燙青菜不要淋肉汁，可以減少油脂攝取。
> 2. 乾麵會比湯麵油，建議選擇清湯麵為主。

便利超商

雖然便利商店的食物都有清楚的營養標示，但食物的熱量較高，所以在搭配上仍然要謹慎選擇。

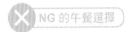 適合糖友的選擇

搭配組合 1：滷雞腿飯包 + 生菜沙拉 + 無糖茶飲
搭配組合 2：三明治 / 御飯糰 / 烤地瓜 (蒸地瓜)+ 拿鐵咖啡或無糖豆漿
搭配組合 3：肉醬義大利麵 + 生菜沙拉 + 美式咖啡

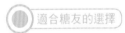 NG 的午餐選擇

主食：燴飯、咖哩飯、奶油白醬義大利麵
點心：麵包類、含糖飲料、果汁

> **營養師小提醒**
>
> 超商食物雖然以微波食品居多，但有明確的營養標示，所以糖友可以善用營養標示計算總醣類分量，建議選擇較低油的食物，加上一份蔬菜沙拉，讓整體飲食更健康。

速食店

目前的速食餐廳都有提供生菜沙拉與無糖茶飲作選購，也有熱量標示可以參考，如果糖友偶爾想吃速食，透過組合搭配，速食也能健康又好吃。

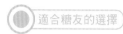 適合糖友的選擇

搭配組合 1：烤雞堡 + 鮮蔬沙拉 + 零卡可樂或無糖鮮奶茶
搭配組合 2：魚堡 + 小薯 + 四季沙拉 + 無糖茶或美式咖啡
搭配組合 3：燒肉米漢堡 + 鮮蔬沙拉 + 無糖茶或拿鐵

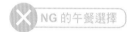 NG 的午餐選擇

 營養師小提醒

主餐：油炸類的漢堡
副餐：炸物類，例如薯餅、薯條等
點心：冰淇淋、含糖飲料

> 速食餐的特性高油高醣，建議糖友不管吃哪種套餐，務必要再多一份蔬菜沙拉作搭配，增加纖維量的攝取。

由於晚餐與午餐的選擇原則相似，所以就不再多做描述，外食已經是現在一般人飲食的常態，雖然糖友要多注意自己的飲食狀況，但只要把握好糖尿病飲食基本原則，將飲食衛教應用於日常生活中，並且規律測量血糖監測血糖變化，一樣也能吃的健康又安心喔！

如果看完以上的外食建議，還是不知道該如何安排自己的飲食內容，可以參考以下的一週減醣菜單，讓三餐的選擇可以更有方向。

外食族糖友的一週減醣菜單

菜單特色	**低醣：**每餐醣類 2-3 份 **低熱量：**每餐熱量 300-450 大卡 **均衡：**每餐都有適量的碳水化合物、蛋白質和脂肪的攝取 **多樣性：**21 組菜單選擇，可以任意搭配
適用族群	1. 想要體重控制的外食族 2. 體重過重的糖友

	早餐	午餐	晚餐
星期一	7-11： 韓式泡菜烤肉御飯糰 1 個 中杯無糖拿鐵 1 杯 一日野菜 1 盒	水餃 6 顆 燙青菜 1 盤 蛋花湯 1 份 小蘋果 1 顆	自助餐： 小碗五穀飯 青菜 3 樣 滷雞腿 1 隻
星期二	起司蔬菜蛋餅 1 份 無糖豆漿 1 杯 橘子 1 小顆	鯖魚便當：飯吃一半	滷味： 青菜 1 樣 豆干、海帶、白蘿蔔、甜不辣各 1 個
星期三	全家 20 元的烤地瓜 茶葉蛋 1 顆 生菜沙拉 1 盒	關東煮： 玉米、白蘿蔔、筊白筍、杏包菇、德國香腸各 1 份 香蕉 1 根	燒肉定食： 飯吃小半碗，青菜可以多吃一點
星期四	蔬菜三明治 1 個 低脂鮮奶 1 杯 小蘋果 1 顆	7-11： 韓式泡菜豆腐鍋	烤雞腿便當： 飯吃一半 雞腿要去皮
星期五	燕麥沖泡飲 1 杯 堅果 5 顆 葡萄 10 顆	陽春湯麵 1 碗 燙青菜 1 盤 滷蛋 1 顆	小火鍋： 不吃白飯，只吃鍋中食物、不沾取沙茶醬
星期六	雜糧饅頭 1 小顆 無糖豆漿 1 杯	麥當勞： 麥香鱈魚堡 1 個 四季沙拉 1 盒 鮮奶 1 杯 (快樂兒童餐)	居酒屋： 烤飯糰 1 個 蔬菜、肉各 2 串 烤蝦 1 串 啤酒 360c.c.
星期日	菜包 1 個 茶葉蛋 1 個 小蘋果 1 顆	Subway： 6 吋火雞胸肉潛艇堡 1 個 中杯無糖鮮奶茶 1 杯	豬肉烏龍麵 1 碗 燙青菜 1 碟

營養師小提醒

1. 如果覺得便利商店的生菜沙拉太貴，也可以自己準備 1 顆大番茄，一樣能補充早餐的蔬菜量！

2. 菜單內容的執行需要考慮自己目前的用藥狀況，在開始前，可以先與醫療團隊討論是否需要做藥物的調整。同時也不要忘記多加進行血糖的測量，避免因為飲食改變而造成低血糖的發生。

3. 以上菜單的設計主要是希望糖友了解，其實每種食物只要掌握分量，並選擇合適的飲食搭配，糖尿病也可以自由地享受美食！所以如果有些食物不是你喜歡吃的，或是價位比較高，也可以自己做調整搭配。

肚子餓可以吃點心嗎？

糖友肚子餓當然可以吃點心。重要的是，吃點心前停、看、聽，停下來先測量血糖，看血糖數值是多少，並聽取點心選擇建議，就可以讓你安心吃點心，血糖不超標。

適合糖尿病吃的點心

一般大家常見的零食、點心，像是蛋糕、餅乾等，多數成分都是糖與油。對需要控糖或體重管理的糖友們來說，會造成很大的負擔。但肚子餓或血糖低時又需要適時補充營養，因此，我們整理出幾種含有豐富蛋白質的點心，不僅適合運動後補充蛋白質，也適合糖友在下午茶時間止住飢餓感！

1 毛豆

毛豆為大豆還未完全成熟便採收下來的鮮豆莢，碳水化合物含量低。和黃豆一樣富含白胺酸、異白胺酸、苯丙胺酸等蛋白質，50 公克等於一份蛋白質。煮熟後佐以黑胡椒等香料，便是一道簡單的小點心。

2 豆製品（如無糖豆漿、滷豆干、豆腐）

黃豆富含多種人體必需胺基酸，它的蛋白質營養價值幾乎與肉類不相上下。很多長輩因為擔心乳糖不耐症導致的腹瀉問題，因此不喝牛奶改以豆漿作為飲品搭配。一杯 190 毫升 的豆漿含有一份（約 7 公克）蛋白質及少量碳水化合物，對於糖友而言，是十分合適的飲品。另外豆干、豆腐也同樣是大豆製品，只要注意在烹調時，選用滷、煮等少油方式，就不用怕熱量太高，影響到血糖！

3 黑豆

黑豆與黃豆、毛豆同樣屬於高蛋白質食物，25 克等於一份蛋白質。漆黑的外皮又使它多了花青素這樣重要的抗氧化營養素。烤黑豆、炒黑豆，或黑豆水都是簡單好做的小點心，少量作為零嘴解饞，十分適合糖友食用。

4 雞蛋

蛋料理無論在各國的餐桌上皆十分常見，一顆蛋等於一份蛋白質。不過除了正餐的烹調外，平時也可以準備茶葉蛋、溏心蛋、或水煮蛋等蛋料理，放在冰箱中冷藏，作為運動後補充高蛋白質的好選擇。

5 金槍魚

金槍魚又稱鮪魚，背部與腹部的肉中都含有極高的優質蛋白質與 Omega-3 脂肪酸，一份蛋白質約等於半個手掌大小。作成生魚片或金槍魚沙拉食用，對於調養身體、預防慢性發炎等症狀都有好處。

6 蝦

草蝦、明蝦等蝦肉為低脂肪高蛋白食物，3-4 隻蝦等於一份蛋白質。非常適合水煮、清炒等方式烹調，也可以搭配和風醬、蒜蓉醬等，與美生菜、紫甘藍、牛番茄等一起做成溫沙拉。不論是冷食、熱食都十分適合糖友。

7 優格

優格是透過乳酸菌將牛奶的營養作為養分進行發酵，同時降低牛奶酸鹼值，並轉變為較固體狀的型態。因此優格含糖量較牛奶低，蛋白質卻保留與牛奶相當，是個不錯的蛋白質攝取來源，210 公克約等於一份蛋白質。攝取優格也可以增加腸道好菌、促進腸道蠕動以緩解便秘。

不過，選擇此類產品時，務必要看清上頭的營養成分標示，因為原味優格口味偏酸，為了迎合大眾喜好，都會添加較多精緻糖或人工香料，以調和酸味。食用過多反而無法穩定血糖，所以建議以攝取無糖優格為主。

不同血糖值適合的糖尿病點心

每個人在每個時候的血糖值都不盡相同，到底該怎麼決定自己肚子餓該吃什麼點心呢？糖友只需掌握「血糖愈低，需補充愈多醣」的原則來選擇點心即可。

以下簡單整理不同血糖之間適合吃的點心。糖友可以參考再依據自己狀況決定要吃什麼點心哦！

血糖值 45~70 mg/dL	處於低血糖的狀態，必須補充能快速吸收的醣類。 **點心類型**：適合補充**至少 1 份**(15 公克) 的含醣食物。 **點心選擇**：果汁 120 毫升、養樂多 1 小罐、方糖 3 顆。
血糖值 70~120 mg/dL	這時候血糖稍微低於正常值，補充適量點心即可。 **點心類型**：建議補充 1 份 (15 公克) 含醣食物、1 份蛋白質或 1 份堅果即可。 **點心選擇**：無糖拿鐵中杯 1 杯、水煮蛋 1 顆、水果 1 份、無糖優酪乳 240 毫升。
血糖值 120~180 mg/dL	血糖為正常值，如果感到飢餓，以補充非澱粉類食物為原則。 **點心類型**：建議補充 1 份蛋白質食物或是 1 份堅果。 **點心選擇**：水煮蛋 1 顆、無糖豆漿 260 毫升、黑豆 25 公克、腰果 8 顆。
血糖值 180~250 mg/dL	血糖已偏高，建議選擇無醣食物，以增加飽足感而非攝取熱量為原則。 **點心選擇**：無糖茶、0 卡果凍、黑咖啡、蔬菜棒。
血糖值 超過250 mg/dL	為高血糖狀態，建議攝取膳食纖維水（500 毫升開水 +5 公克膳食纖維粉）來止住飢餓。

為什麼血糖值 200 多，還會有飢餓感？

　　一般而言，血糖值太低會讓人有飢餓感想吃東西，因此很多人會困惑：「為什麼我血糖值 200 多，肚子還是很餓呢？」試想一下，如果忽然要一個平常習慣開快車的人減速，一開始一定會很不習慣，想要加速。但是慢慢減速後，就會習慣正常的速度，所以身體也需要一段時間適應血糖變化。如果一開始血糖都是 300mg/dL 以上，忽然降到 200mg/dL 多，當然會不習慣、會有飢餓感，這時候你可以選擇喝膳食纖維水或是無糖茶，減少飢餓感。1-2 周後身體適應後飢餓感就會慢慢消失，血糖值也會降到標準範圍喔！

　　肚子餓時適當補充富含蛋白質的食物，不僅能避免攝取過多糖分，也能止住飢餓感。隨時測量血糖，掌握不同血糖值攝取不同點心的原則，才能避免血糖波動。懂得怎麼選擇適合自己的點心，對於血糖管控就會有很大的幫助。

適合糖友喝的飲料

　　每到日頭赤焰焰的酷熱夏季，在汗如雨下、口乾舌燥的燥熱情況下，總是想來杯「透心涼」的飲料，趕走令人難耐的暑氣，但對糖友來說，一方面想清涼解渴，另一方面又猶豫著飲料會對血糖控制造成影響，常常面臨兩難的選擇，甚至有些糖友覺得自己必須得與飲料絕緣了。

　　除了要多喝開水外，如果真的想來杯飲品，糖友們可以怎麼選擇呢？其實只要掌握飲料的一些原則，每個人都可以喝杯消暑的飲料喔。就讓我們來看看哪些飲料是糖友可以選擇的吧！

夏日消暑好選擇 適合糖尿病喝的飲料

無糖茶

只要是無添加糖的茶類，如：無糖綠茶、無糖紅茶、無糖烏龍茶、無糖花茶等，因較不影響血糖，所以不用特別限制飲用。

但要注意的是，茶葉中含有咖啡因，對於喝多會有心悸、胃不適、失眠等情況的糖友，建議適當飲用或是可以選擇淡茶，且於睡前 2 小時應盡量避免飲用，以免影響睡眠品質。另外服用藥物時，建議飲用白開水，避免用茶代替白開水。

咖啡

糖友可以喝咖啡，建議選擇無加糖 (砂糖、糖漿、焦糖等) 與奶精的黑咖啡為主。習慣每天喝咖啡的糖尿病病友，建議勿過度飲用，每天最多 2 - 3 杯較佳；如果是每天喝咖啡、口味偏甜的糖友，建議可以使用適量的代糖來取代砂糖或糖漿。

在咖啡品項的選擇上，若是偏好有加牛奶的拿鐵類，建議適量飲用、並搭配血糖的測量，因為牛奶含有天然乳糖，會對血糖產生影響。一般中杯的熱拿鐵約含有 1 份醣、大杯熱拿鐵約有 1.2 份醣。

乳製品

乳製品中含有豐富的鈣質，也是《每日飲食指南》中建議必須攝取的品項，但因為乳製品含有乳糖，會影響血糖波動，所以糖友常有是否可以喝鮮奶或乳製品的疑慮。事實上糖友是能適量攝取鮮奶的喔！

根據國健署的每日飲食指南，建議糖友將奶類與奶製品攝取量控制在 1 - 2 份以內，一般的全脂、低脂牛奶、優酪乳以及優格都可以選用，不過建議在選擇優酪乳上，以原味不加糖的品項較適合。

1 份奶類 = 鮮奶 240 毫升 = 無糖優酪乳約 240 毫升

此外，市場上也有許多其他口味的調味乳，如：蘋果、巧克力、香蕉等口味，建議糖友避免飲用，因為調味乳中的奶含量較低，如果要從中攝取鈣質、蛋白質，來源會較為不足，再加上調味乳還會額外添加糖，也容易造成血糖升高。

在炎熱的天氣裡，糖友除了多喝白開水外，也會從眾多飲料種類作為解渴的選擇，其實只要把握無糖原則，多留意飲料是否有含糖，在隨處可見的便利商店、超市、手搖飲料店中，也可以挑選到適合的飲品，涼爽的度過這艷陽高照的季節。當然也別忘記隨時搭配血糖自我監測，留意血糖的變化，讓血糖控制更穩定喔！

冬天吃火鍋的注意事項

寒冷的冬天，除了讓人想窩在暖暖的被窩裡外，與親朋好友聚會，吃個熱呼呼的火鍋也是冬天的一大享受！但對糖友來說，火鍋要如何吃才能避免血糖飆高呢？以下幾個祕訣提供糖友參考：

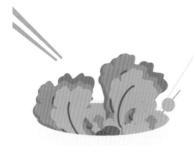

火鍋這樣吃 血糖不飆高！

1 ● 湯頭聰明挑

選擇昆布、柴魚、番茄蔬菜等清澈的湯底，
減少油脂攝取。
如果喜歡喝湯，在還未放入太多食材時，
可適量攝取1~2碗。

2

● 健康沾醬自己做

選擇蔥、薑、蒜、生辣椒、白醋
等天然食材加上清醬油，
取代富含高油脂、高鈉的沙茶醬，
讓健康更加分。

糖尿病聰明吃火鍋料

1 先吃高纖蔬菜

糖友吃火鍋時，建議可以先從青菜開始吃，例如高麗菜、青江菜、大陸妹、玉米筍、金針菇、秀珍菇和黑木耳等，都是一般吃火鍋常會搭配的蔬菜種類，這些蔬菜不但富含膳食纖維，有助於延緩血糖上升，也可以增加飽足感。

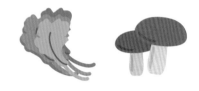

2 全穀雜糧類混合搭

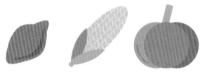

除了常見的白飯、冬粉、烏龍麵外，火鍋料中最需要注意的是：地瓜、芋頭、南瓜和玉米，他們是屬於澱粉類而非蔬菜。如果想吃白飯、冬粉、烏龍麵等主食，其餘澱粉的分量就要減少，如果糖友也想吃地瓜、南瓜與玉米，建議白飯吃半碗就好喔！

3 豆魚蛋肉類小心選

雖然豆魚蛋肉類的食物不會直接影響血糖的上升，但是過多油脂的攝取，會造成熱量攝取過多，並延緩血糖下降的速度，所以，建議盡量選擇油脂含量較少的肉類，例如魚類、海鮮、雞肉等。

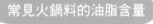

常見火鍋料的油脂含量

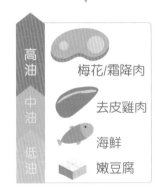

高油　中油　低油

梅花/霜降肉

去皮雞肉

海鮮

嫩豆腐

糖尿病吃火鍋的
注意事項

1 魚漿製品要少吃

火鍋料裡常見的燕餃、魚餃、魚丸、香菇丸、魚板、甜不辣等，都是屬於加工食物，不僅含有醣類和蛋白質，也富含許多油脂，所以建議糖友少吃加工類製品，並多吃天然的食材，如蔬菜、魚片等。

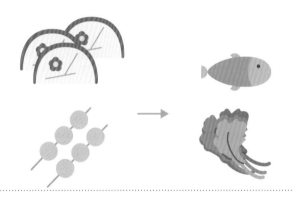

2 甜點飲料要減糖

飲料：建議喝無糖茶，除了避免攝取過多的糖分，也可以解油膩
甜點：建議減少甜點分量，避免血糖波動太大。例如冰淇淋、蛋糕等甜點的
含糖量高，一球冰淇淋大概就含有15公克的糖

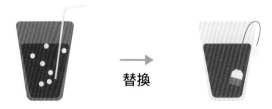

替換

600大卡火鍋這樣吃

600大卡火鍋菜單如下：

全穀雜糧類3份：芋頭1塊 + 南瓜1塊 + 玉米1/4根 + 半碗飯，約210大卡
豆魚蛋肉類3份：肉片1盤，約225大卡 (以中脂肉計算)
蔬菜類2份：高麗菜 / 香菇 / 茼蒿至少1碗，約50大卡
魚漿製品0.5份：丸子1顆 + 蝦餃1個 + 燕餃1個，約90大卡
湯頭：建議選擇昆布湯

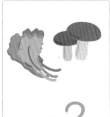

蔬菜 **2** 份
50大卡

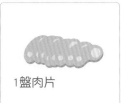

1盤肉片

豆魚肉蛋 **3** 份
225大卡

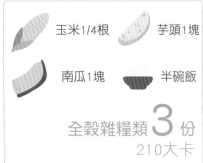

玉米1/4根　　芋頭1塊

南瓜1塊　　半碗飯

全穀雜糧類 **3** 份
210大卡

1個燕餃　1個蝦餃　1顆丸子

魚漿製品 **0.5** 份
90大卡

湯頭 ｜ 昆布湯

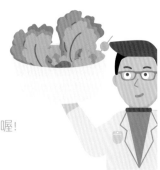

只要聰明選擇食物，
掌握食物分量，
還是可以吃得很健康喔!

第七章

運動與血糖 的關係

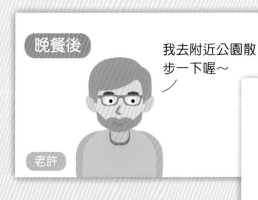

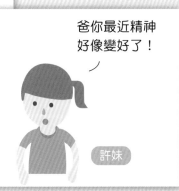

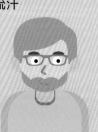

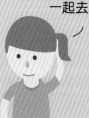

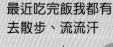

運動對控制血糖的好處

很多糖友知道要控制日常飲食，但常常忽略運動，事實上運動的好處多多，主要有下列幾點：

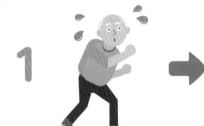

1　運動可以促進胰島素分泌、增加身體對胰島素的敏感度、降低糖化血色素，2016年的一篇研究表示，規律運動對於增加胰島素敏感性的影響可長達72小時。

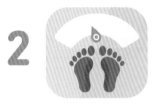

2　協助控制體重，減少體脂肪累積，使血中總膽固醇、三酸甘油酯與低密度脂蛋白等濃度降低，利於血脂控制，有助降低糖尿病患者的心血管疾病風險。

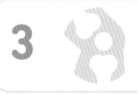

3　糖尿病患者比一般人有較高的骨質流失現象，透過運動增加身體負重，能對骨骼產生刺激，進而提高骨質質量。

不過需要留意，在執行運動計畫之前，建議先經過主治醫師的評估，並了解如何預防運動引起的低血糖，做好運動前的準備，才能安心享受運動時光！

如何開始運動？
——養成「動」的習慣

【 **撰文** 屏科大休閒運動健康系教授◎徐錦興 】

　　很多糖友都知道運動所帶來的好處，但對沒有運動習慣的人來說，卻總是不知道應該從何開始，今天外面下了雨無法出門運動、明天下班太累只想賴在沙發上。難道運動真的這麼難嗎？現在就一起來養成簡單的運動習慣吧！

開始運動前，先建立正確運動認知

　　在開始運動前，我們要先建立正確的運動認知，別急著把網路所定的訓練，列入你的運動計劃裡，一不小心就會讓您覺得運動好難、更不想去運動。因為大家所熟知的訓練速度、爆發力等計畫，都是運動員的訓練項目，但對一般民眾、特別是糖友，很難也不太需要做到這些訓練。如果想控制好穩定的血糖，並不需要高強度的運動訓練，只需要——「動」！

如何運動才能降血糖？從生活型態改變做起

　　如果我們將運動定義在最簡單的「動」，究竟能不能夠幫助血糖的穩定控制呢？我們可以從 2017 年在義大利所進行的研究[1]中找到答案。

　　這個研究招募了 300 名糖尿病患，隨機分派到兩組，一組給予生活型態改變諮詢，另一組則不干涉原來的生活型態。經過四個月後，接受改變諮詢的糖友們，逐漸轉變為「動得多、坐得少」的生活型態，除外，他們的血糖、糖化血色素、體重、甚至腰圍，也有明顯的改善；相反地，沒有被干涉、維持原來生活的糖友，則沒有任何的變化。

1　Effect of a Behavioral Intervention Strategy for Adoption and Maintenance of a Physically Active Lifestyle: The Italian Diabetes and Exercise Study 2 (IDES_2). Diabetes Care 2017 Nov; 40(11): 1444-1452.

從上述的研究我們可以知道，其實只要簡單改變生活的方式，增加站立與走動、減少坐的時間，並不需要做到高強度的運動，就能讓糖尿病控制得更加穩固。

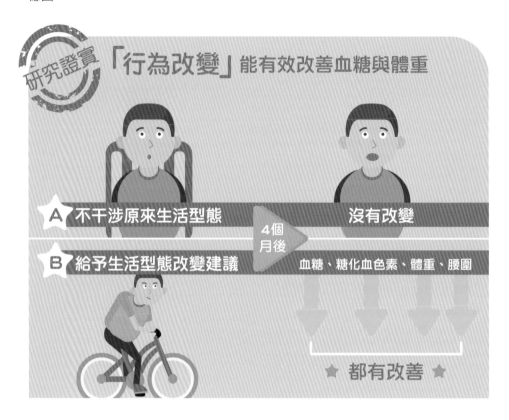

研究證實「行為改變」能有效改善血糖與體重

A 不干涉原來生活型態　　　沒有改變

4個月後

B 給予生活型態改變建議　　血糖、糖化血色素、體重、腰圍

★ 都有改善 ★

養成運動習慣 控制血糖不飆升

俗話說得好：能坐不要躺、能站不要坐、能走不要站、能跑不要走。想擁有穩定血糖，其實沒有想像中困難，小小地改變生活型態、隨時隨地動起來，相信沒多久就能看見您身體的改變！

如何知道可不可以運動？

【撰文　屏科大休閒運動健康系教授◎徐錦興】

開始運動，就是啟動「更積極的作為」，如果有了「想要運動」的念頭，就表示正邁出健康促進的第一步。但在開始運動前，要先排除您內心的疑惑：「運動會不會對我造成傷害？」這是一般人常會有的問題，我的看法有下列三點：

1 對大多數的人而言，運動是件相當安全的事，甚至比開車還安全。

2 運動傷害可能會發生。從沒有運動到運動量增加、傷害出現的頻率也會增加，是必然趨勢，但這種情況是可以避免的。而有規律運動的人，體適能相對比較好，在生活情境中受傷的比率也會比較低。

3 常聽到在比賽過程中運動員發生心血管相關的問題。其實，這種比率相當低，大都是因為新聞效果而加深了印象。不過，對平常沒運動習慣的人，不建議一下子就嘗試高強度的運動。

讓運動更安全的關鍵是：將您目前的身體活動程度和健康狀況都列入考量；以下有七個問題，是「美國運動醫學學會」建議一般民眾在開始運動前需據實回答的題目，提供給您參考：

☐ 您的醫師是否曾經告知您有心臟方面的問題？

☐ 您平時或做運動的時候，是否曾經感到胸痛？

☐ 過去一年中，您是否曾經有過暈眩或失去意識的情況？

☐ 您是否曾被診斷有心臟病或高血壓？

☐ 您現在是否有服用控制慢性病的藥物？

☐ 過去一年內，您是否曾有骨骼、關節、肌肉、韌帶、肌腱等傷害，進而限制了您的身體活動？

☐ 您的醫師是否曾建議您在運動時，其強度要適中、且要有人在旁督導？

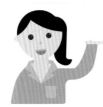

上列的七個問題，如果有**一個**（**或以上**）的答案為「**是**」的話，建議先請您的醫師給予進一步的檢查與確認，以確保運動安全。

　　例如您目前有服用控制血糖的相關藥物，也就是在第五題的回答為「是」者，就要在運動前先諮詢您的專科醫師。如果答案全部都是「否」，恭喜您，只要「循序漸進」地執行您的運動計畫，應該很快地就可以讓您感受到運動的效益了。

第 1 型糖尿病的運動建議

　　第 1 型糖尿病的發病年齡大多處於活動量較高的兒童、青少年時期,但為了避免運動時容易發生的低血糖症狀,難道第 1 型糖尿病患者就不能從事運動了嗎?第 1 型糖友當然還是可以運動的,不過要隨時注意自己的血糖狀況,適當補充碳水化合物,才能安心享受運動時光喔!

運動前的注意事項

1. 判讀運動前後的血糖值讓運動更安心

　　對於依賴外來胰島素的第 1 型糖友來說,胰島素跟運動都會導致血糖下降,若是兩者相加在一起,就會增加低血糖的風險。低血糖的發生,會對人體造成最直接的影響,嚴重的話甚至可能導致昏迷。

因此運動不只要動身體,更要動頭腦來計畫,為了將運動所帶來的風險降至最低,在運動前以及運動後,務必要即時測量血糖值。尤其剛開始運動、或之前運動前後沒有測量習慣的糖友,一定要記得測量血糖,了解自己的血糖變化是很重要的!

100 - 250 mg/dL
可以運動

250 - 300 mg/dL
檢測尿液是否有尿酮,
若有則運動延期

< 100 mg/dL
立即攝取
15-30克碳水化合物

> 300 mg/dL
運動延期

2. 注射胰島素需要避開主要肌群

　　為了避免運動所造成的低血糖,第 1 型糖友除了補充碳水化合物、調整胰島素注射量之外,需要注意的還有注射胰島素的位置,必須避開運動時的主要肌群,例如:手部、腿部,而由於腹部核心肌群位置較深層,而且腹部有較厚的脂肪層,建議注射位置以腹部為主。另外應注意避免在藥物作用高峰時間進行運動,應在注射胰島素的 60 - 90 分鐘後再開始運動。

運動期間的注意事項

分次補充碳水化合物，讓血糖更穩定

　　糖友不要在運動前，就把之後運動所需的碳水化合物一次補充完，應依照運動時間來調整碳水化合物的補充量。建議每 30 分鐘補充 15 克醣，並隨時注意有沒有低血糖的狀況。舉例來說，患有第 1 型糖尿病的成年男性 60 公斤，參加 21 公里的路跑，預計 3 小時跑完，在運動前測得的血糖值為 140mg/dL，所以運動前可以不用補糖就可以開始運動，在開始路跑的 30 分鐘後可以補充第一次 15 克醣類，在第 60 分鐘時第二次補充 15 克醣類，第 90 分鐘補充第三次 15 克醣類，以此類推。避免在一開始就補充全部運動時間所需的醣類，而導致高血糖。

運動後的注意事項

1. 注意低血糖情況

　　在運動後，胰島素敏感性會增加，且會使葡萄糖轉變為肝醣儲存，因而導致血糖下降。當血糖下降太多時，容易導致低血糖，發生的時間可能是在運動後的幾個小時內，也可能是經過 12 - 24 小時才發生，這種現象稱為「延遲性低血糖」。此外，運動後也須測量血糖，了解自己的血糖波動週期，適時補充適量碳水化合物。

2. 慎選運動時間，並在睡前測量血糖值

　　為避免延遲性低血糖所造成的傷害，建議在早上進行運動，因為清醒的時候比較能夠注意到是否有低血糖現象，另外，也應避免睡前運動。建議在運動的當天測量睡前血糖值，並在睡前適當的補充含醣類點心或是減少胰島素的注射量，預防半夜發生低血糖。

3. 記錄運動種類、時間與頻率

　　記錄自己做了什麼樣的運動、運動時間以及頻率，並對照運動前後的血糖變化，方便自己調整運動內容。

第 1 型糖尿病的運動選擇

　　在選擇自己想從事的運動前，應先請醫師評估是否已有糖尿病併發症，若無併發症，基本上任何的運動都適合第 1 型糖友。

- **阻力訓練**：可以增加肌肉質量、肌力，目前已被證實可以有效地降低第 1 型糖尿病患運動後的低血糖風險。
- **有氧運動**：可以提升身體對脂肪的利用做為能量來源，有效降低血壓以及心血管疾病的風險。
- **間歇性運動**：近年來關於糖尿病運動的研究皆指出對血糖控制有顯著良好的效果，血糖在間歇運動後的波動較低，較為穩定，也對增強肌肉的代謝生長有幫助。但是，間歇性高強度運動在執行上較需技巧性，建議做間歇運動時請專業人士指導，以免發生運動傷害。

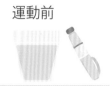

運動前　計畫性運動　　　　　　　非計畫性運動
　　　　依據個人反應減少　　　無法先測血糖的糖友，
　　　　胰島素注射量　　　　　可先攝取 15~30 克
　　　　　　　　　　　　　　　碳水化合物

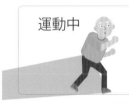

運動中　每增加 30 分鐘運動，　隨時注意是否有
　　　　補充 15 克碳水化合物　低血糖的症狀，
　　　　（約一份醣類食物）　　建議與同伴一起運動

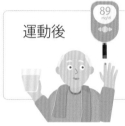

運動後　運動後若血糖降到　　　在運動後幾小時
　　　　100mg/dL 以下，　　　可能發生延遲性低血糖，
　　　　需攝取 15~30 克　　　需特別留意
　　　　碳水化合物

　　運動界有許多傑出的運動員是第 1 型糖尿病患者，例如獲得 5 屆奧運金牌的英國賽艇選手蒂夫·雷德格雷夫、美國職棒大聯盟現役球員有 5 人是第 1 型糖尿病。只要願意起身運動，多加留意血糖值的變化，要降低低血糖的風險並不是難事。因此，不用擔心因為糖尿病而不能運動，怕的是不願意運動而已，一起動起來吧！

第 2 型糖尿病的運動建議

　　運動對於第 2 型糖尿病的好處，是促進血液中的葡萄糖進入細胞中，降低了血液中的葡萄糖濃度；此外，運動也可改善肥胖，提高身體的胰島素敏感性，進而降低血糖、糖化血色素，也有機會減少服用藥物劑量。對年齡較高的糖友來說，需要注意以下的事項。

運動前的注意事項

　　在執行運動計畫前必須要先了解自己的健康狀況、體能狀況、運動喜好、運動環境等，才能有效且持續地維持運動，否則運動不僅無法達到改善血糖的效果，還可能會造成身體的傷害。

糖友在執行運動前需特別留意以下事項：

血糖

當隨機血糖低於 70mg/dL 或是高於 250mg/dL 且尿中有尿酮時，或是高於 300mg/dL 時，請勿運動。

血壓

安靜狀態下血壓大於 200/110mmHg 時，請勿運動。

藥物

大部分口服藥物並不會增加運動後的低血糖風險，而若是使用胰島素或是促進胰島素分泌的藥物則會增加低血糖的風險，因此使用此類藥物必須按時服藥且正常進食。

環境

選擇安全、人多的地方運動，例如學校操場、公園廣場、健身房、社區中心、家中；避免偏僻、人煙稀少、天氣惡劣、光線不足、馬路邊等。

鞋襪

穿著合腳的運動鞋，不要穿拖鞋、涼鞋或者打赤腳；襪子選擇棉質且有點厚度 (太薄沒有緩衝力、太厚足部會過於悶熱)。

糖尿病的運動處方 (FITT 概念)

　　還沒有運動習慣的人，要如何開始運動呢？建議可以根據美國運動醫學會 (ACSM) 公布的運動指引 FITT 來計畫，在運動過程中找到適合自己的頻率、強度、類型、時間。而已經有運動習慣的人，也可以透過 FITT 指引來評估自己目前的運動狀況是否需要調整。

運動頻率 (Frequency, F)

　　美國糖尿病醫學會建議每周至少做 2 - 3 天阻力運動，加上至少 150 分鐘中強度有氧運動。一次的有氧運動可以增加胰島素敏感性的影響約 48 小時，因此不要間隔超過 2 天沒運動，最好一周運動 5 天，一天 30 分鐘為佳。

運動強度 (Intensity, I)

　　運動強度可簡單分類為低、中、高三種，一般糖尿病沒有併發症患者，建議可從中等強度開始執行。中等強度的簡易判斷方法為：運動過程中可順利說話，但是唱歌會喘。養成運動習慣後，再慢慢地增加強度為運動時說話會喘的強度。若有可以監測心跳的裝置，例如：運動手環，可以利用最大心跳率公式：【$206.9 - 0.67 \times$ 年紀】計算心跳率，來評估目前所做的運動強度。例如 60 歲的伯伯，最大心跳率就是〔$2\text{-}6.9\text{-}0.67 \times 60 = 166.7$（下）〕。

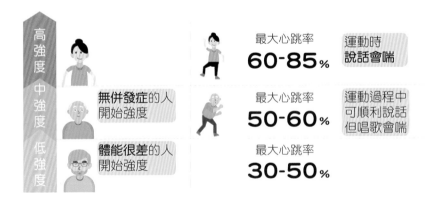

　　不同的最大心跳率比率，會對應到不同強度的運動，例如：伯伯平常跑步的心律落在最大心跳率的 60-85%，也就是 100-142 下之間，就表示跑步對伯伯是屬於高強度運動。

運動時間 (Time, T)

在飯後 1-2 小時為佳，避免空腹運動導致低血糖的情況發生。若習慣在早餐前運動，先補充少量食物。

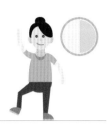

每次 5-10 分鐘的暖身與緩和運動，避免運動傷害。一天至少累積運動 30 分鐘。

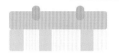

一週 2-3 天阻力運動，讓身體各主要肌肉群，重複 8-12 次的肌力訓練動作。

一週 150 分鐘的中強度有氧運動。

60 mins   60 mins   30 mins

運動類型 (Type, T)

有氧運動

相較於阻力運動，乳酸產生較少，對於長期血糖控制不佳(隨機血糖250mg/dL)者較無高乳酸血症的風險發生

包含：走路、快走、騎腳踏車、游泳、爬樓梯、土風舞

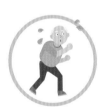

間歇運動

將不同的運動強度交叉訓練，例如：低強度-高強度-低強度-高強度。

包含：棒球、籃球、高爾夫球、槌球、羽球、桌球等球類運動

阻力運動

包含：舉重、壺鈴、啞鈴

所有運動項目對身體都是有益的，但最好執行前詢問主治醫師是否適合，避免造成運動傷害以及低血糖等情況。

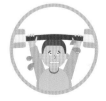

有併發症時，
運動要特別注意什麼？

　　若糖尿病已出現併發症的症狀，那麼在選擇運動項目時需避免會加重病情的運動。

大血管病變

　　若曾經發生過心肌梗塞或中風，需由醫師先行評估身體狀況，並積極監控血壓變化，避免在過熱或過冷的環境運動、做需閉氣用力的運動、高強度的舉重運動、快速衝刺的運動。建議採取緩和的全身性運動，例如：柔軟操、游泳，或是步行、慢跑、騎腳踏車等使用下肢的運動。

視網膜病變

　　避免會造成眼壓快速變化、需要閉氣或是引發血壓升高的運動，例如：舉重、跳水、空中瑜珈、TRX 懸吊訓練等。若是有視覺障礙，在運動時需注意四周環境是否安全、選擇固定式的運動器材，例如腳踏車改成固定式腳踏車；或是與同伴一起運動，例如：土風舞、元極舞。

腎臟病變

　　腎臟病變糖友的身體功能與活動量會較為衰退，因此初期需採取低強度的運動，再依情況慢慢增加運動強度，例如：先從每日 10 分鐘的散步增加為 10 分鐘的快走。

周邊神經病變

　　許多周邊神經病變的糖友，當行走、活動量增加、做衝擊高的動作會有疼痛的情形，因此對運動產生抗拒。雖然運動無法消除神經病變引起的疼痛，但是可以預防肌力與柔軟度的衰退，因此在運動項目的考量上建議低負重運動，例如：游泳、騎固定式腳踏車；也可選擇彈力帶運動、簡易體操等低強度運動。

避免高負重運動與衝擊性高的動作，例如慢跑、爬樓梯、登山、舉重、跳繩，減少膝蓋以及腳部的傷害。記得運動時一定要穿著適當的鞋襪，運動後要檢查腳部是否有受傷或水泡的產生。

自主神經病變

運動會改變身體內分泌系統的分泌狀況，以及心血管功能，對於有自主神經病變的糖友，可能會造成負面的影響，需注意以下事項：運動環境安全，最好有人陪伴；中低強度的運動為佳，會導致高血壓、低血壓的運動不做；運動時需放置醣類食物在身旁，若感到不舒服時需立刻停止運動；避免在過熱或過冷的環境下運動。

糖友在執行運動時有許多注意事項，用運動來控制血糖似乎是件辛苦又困難的事情，但只要選擇自己喜歡的運動，逐漸增加強度、頻率、時間，慢慢養成運動習慣，血糖一定可以獲得更好的控制。

第八章

認識糖尿病藥物與胰島素

媽～妳剛拿回來的胰島素要記得放冰箱喔！

陳小婷

對厚，差點忘記衛教師有特別提醒，沒有開封的要放冰箱冷藏

厚拉！謝謝妹妹

就知道你會忘記……
之後要記得喔！

常見的藥物與胰島素

糖尿病常見藥物依不同糖尿病型態以及糖尿病患者不同需求狀況，可以分為兩種不同治療方式，第 1 型糖尿病患者因為先天胰臟機能不足，無法分泌足夠的胰島素，故以胰島素治療為主；第 2 型糖尿病患者不僅是胰臟功能衰退造成胰島素分泌不足，也可能是因為胰島素阻抗而引起血糖高的現象，所以通常可以先使用降血糖藥物為主要治療方式，但也可以合併胰島素治療來達到更佳的治療效果。接下來就針對常見的糖尿病治療藥物作簡單介紹。

一、胰島素治療

在人體內，胰臟有分泌胰島素的功能，來穩定身體血糖的平衡，但當胰臟功能受損或是衰退時，分泌的胰島素量就不夠，血糖就會失衡，這時如果直接從外界補充胰島素，就能快速達到將血糖的效果。而依照胰島素開始作用的時間、作用的高峰和持續作用的時間又分成速效胰島素、短效胰島素、中效胰島素、長效胰島素和預混型胰島素，依照不同糖友的身體狀況，醫師會給予不同的胰島素治療建議。

速效胰島素

速效胰島素又稱餐前胰島素，主要是在三餐飯前施打，起始作用時間短，5-10 分鐘就能發揮作用，0.5-1.5 小時分泌達到高峰，剛好也符合人體內進食後約 0.5-1 小時血糖上升的高峰，但因持續時間只有 3-5 小時，所以三餐飯前都需要注射。

中效胰島素

中效胰島素是施打後 2-4 小時才開始作用，持續時間 10-16 小時，分泌的高峰約在施打後 4-10 小時，胰島素的高峰時間與進食後的血糖高峰無法完全配合，所以血糖不好管控，目前比較少使用。

長效胰島素

　　長效胰島素又稱做基礎胰島素，作用時間長 22-42 小時，且沒有明顯的高峰，彌補了中效胰島素的缺點，但因為沒有明顯的高峰，所以只能用來降低未進食時的平均血糖，無法用來降低餐後血糖，一般會再搭配降飯後血糖的口服藥或是速效胰島素一起使用。

預混型胰島素

　　預混型胰島素是結合速效和中長效的優點，起始作用時間短，胰島素分泌的高峰依照混合的比例不同而有所差異，但持續作用的時間為 10~16 小時，無法持續一整天，所以需要一天打 2-3 次，目前也廣泛被使用。

　　胰島素會被胃酸破壞而失去功能，所以目前還是以注射的方式為主，其副作用是可能會有低血糖的風險，但胰島素是所有藥物治療中，降血糖效果最好的，所以只要掌握好飲食分量和正確地施打胰島素，就能減少低血糖的發生。

種類		起始作用時間	最大作用時間（高峰）	持續作用時間
速效胰島素	Insulin lispro Insulin aspart Insulin glulisine	5~15 分鐘	0.5~1.5 小時	3~5 小時
短效胰島素	Regular insulin	0.5~1 小時	2~3 小時	5~8 小時
中效胰島素	NPH insulin	2~4 小時	4~10 小時	10~16 小時
長效胰島素	Insulin glargine	2~4 小時	無明顯高峰	20~24 小時
	Insulin detemir	1~3 小時	無明顯高峰	20~24 小時
	Toujeo SoloStar（糖德仕）	6 小時	無明顯高峰	36 小時
	Tresiba	6 小時	無明顯高峰	42 小時
預混型胰島素	70/30 human insulin	0.5~1 小時	2~8 小時	10~16 小時
	70/30 aspart insulin 50/50 aspart insulin 75/25 lispro insulin 50/50 lispro insulin	5~15 分鐘	1~4 小時	10~16 小時

二、抗糖尿病藥物治療

除了可以直接施打胰島素來降血糖外，還可以利用不同的生理機轉來穩定血糖的變化，根據機轉的不同，又可以分成以下 7 大類別：

雙胍類 (Biguanied)

可以減少肝臟葡萄糖釋放、降低腸道葡萄糖的吸收，是控制血糖的首選用藥，主要控制餐前血糖，因為作用在腸胃道，剛開始使用可能會有輕微腹瀉的情況發生，只要適應一段時間，或是餐後再服用藥物，狀況就可以緩解。因為不會促進胰島素分泌，所以不會有低血糖發生的風險，但長期使用可能會有維生素 B_{12} 缺乏的問題，如果本身就有貧血問題的糖友，需要定期的檢驗維生素 B_{12}。

促胰島素分泌劑 (insulin secretagogues)

分成兩類 (1) 磺醯脲類 (2) 非磺醯脲類，兩個主要都是促進胰島素的分泌，磺醯脲類吸收效率慢、作用時間長，主要用來降餐前血糖；非磺醯脲類吸收效率快、作用時間短，服用後 10-15 分鐘就開始作用，1 小時內就達到高峰，所以一定要隨餐服用，主要是降餐後血糖。兩者都有低血糖和體重增加的副作用。

α - 葡萄糖苷酶抑制劑 (α -glucosidase inhibitors)

可減緩腸道對澱粉和雙醣類的消化及吸收，主要用來降低餐後血糖，因為作用機轉在腸胃道，所以有腸胃相關的副作用，例如排氣、腹脹及腹瀉，但不會有低血糖發生。

胰島素增敏劑 (Thiazolidinedione)

可增加肌肉、脂肪、肝臟對胰島素的敏感性，降低空腹血糖，但有體重增加、水腫和心臟衰竭的副作用，使用前需先確定肝功能是否正常，如有異常，則不建議使用。

二肽基酶 -4 抑制劑 (Dipeptidyl peptidase 4 inhibitors，DPP-4 抑制劑)

主要藉由提高腸泌素的濃度，促進胰島素釋出和抑制升糖素的分泌，很少有副作用發生，偶爾會有蕁麻疹及血管性水腫，沒有低血糖的風險，主要用來降低餐後血糖。

腸泌素類似物 (GLP1 receptor)

腸泌素是賀爾蒙的一種，當進食後，食物會刺激腸胃道分泌腸泌素，進而根據血中葡萄糖濃度的上升程度，促進胰島素分泌，抑制升糖素的分泌，來調節血中葡萄糖濃度。研究發現，第 2 型糖尿病患體內的腸泌素分泌比正常人少，所以就研發了腸泌素類似物，以注射的方式使用，會依照身體血糖的濃度來做釋放，所以不會有低血糖的風險。腸泌素物類似物也有減緩胃的排空作用，有助於減少餐後血糖的上升、減少飢餓感、增加飽足感，對於體重下降也有幫助。主要的副作用有食慾不症、噁心、嘔吐及腹瀉。

鈉 - 葡萄糖共同輸送器 (Sodium-glucose co-transporter-2-inhibitors，SGLT-2 抑制劑)

俗稱排糖藥，主要是抑制腎臟對葡萄糖的再吸收，促進尿液中糖分的排泄，對於降血糖、降血壓和降低體重都有不錯的效果，但因為是從尿液中排除糖分，所以會有泌尿道和生殖器感染的風險。

種類	名稱	機轉	副作用	降血糖效果
雙胍類	Metformin	第一線首選用藥，可以減少肝糖釋放、降低腸道葡萄糖的吸收，增加體內胰島素的作用	可能有腸胃道不適、腹瀉等副作用	控制餐前血糖
促胰島素分泌劑	磺醯脲類：Gliclazide Glimepiride Glibenclamide Glipizide	促進 β 細胞分泌胰島素	低血糖、體重增加	控制餐前血糖
	非磺醯脲類：Repaglinide Nateglinide Mitiglinide	快速促 β 細胞分泌胰島素	低血糖、體重增加	控制餐後血糖
α- 葡萄糖苷酶抑制劑	Miglitol Acarbose	減緩腸道醣類消化及吸收	腸胃副作用，例如排氣、腹脹及腹瀉	控制餐後血糖
胰島素增敏劑	Pioglitazone	增加周邊胰島素敏感性	體重增加、水腫	控制餐前血糖
DPP-4抑制劑	Sitagliptin Saxagliptin Vildagliptin Linagliptin Alogliptin	促進胰島素釋出、抑制升糖素的分泌	很少見，但是偶而會有蕁麻疹及血管性水腫	控制餐前及餐後血糖
腸泌素類似物(GLP1 receptor)	Exenatide Liraglutide	增加胰島素分泌、減少升糖素分泌。降低胃排空速度，增加飽足感	腸胃副作用，如噁心、嘔吐及腹瀉	控制餐前及餐後血糖
SGLT-2抑制劑	Canagliflozin Dapagliflozin Empagliflozin	從尿液中排除糖分	泌尿道及生殖器官感染的風險	控制飯前及飯後血糖

血糖控制好就可停藥嗎？

　　一直以來，許多糖友對藥物有很多恐懼與疑問，抗拒醫生開的降血糖藥，深怕自己長期服用藥物會有「愈用愈多」、「導致洗腎」等問題，所以必須要先了解為什麼要用藥以及何時可以停藥。

為什麼糖尿病要用藥？了解用藥的目的

　　正常情況下，胰臟 β 細胞可分泌足夠的胰島素來維持體內血糖的平穩，讓我們在吃下大餐後，血糖還是可以維持在合理的範圍；就算一個晚上都沒有進食，身體也因為有生長激素、升糖素和胰島素相互調節，血糖不會因此降太低，這都是因為有良好的胰臟功能，維持身體血糖的穩定。

　　但當胰臟 β 細胞功能開始受損衰退時，開始可能只是空腹血糖偏高一點，或餐後血糖偏高，屬於糖尿病前期，這時或許可以藉由飲食修正、減重和規律運動，來幫助血糖的調節。一旦 β 細胞衰退到只剩 50% 的功能時，就正式進入糖尿病階段，如果單靠飲食與生活習慣的修正，還是無法讓血糖維持穩定，這時可能就需要藥物輔助才能有效控糖，所以，使用藥物的目的是為了維持穩定血糖，避免糖尿病併發症的產生。

　　舉例來說，拉三輪車的車夫載太多人的時候，漸漸跑不動了，無法到達目的地，有 3 個方法可以讓車夫繼續往前進：

1. 請車上的一些人下車，減輕車夫的負擔 → 減少含醣食物的攝取
2. 請車上的人瘦身 → 體重管理，飲食與運動的配合
3. 增加車夫 → 使用藥物

　　如果方法 1、2 都試了，車夫還是跑不到目的地，就會需要增加額外的車夫一起努力，減輕車夫的負擔，使其不至於太累。

糖尿病何時能停藥

1. 妊娠糖尿病婦女

如果是有妊娠糖尿病的婦女，有可能在生完寶寶後血糖就恢復正常，可以不用再施打胰島素，但建議產後 4 - 12 周要在回醫院作追蹤。

2. 初確診、將血糖控制在目標範圍的第 2 型糖友

第 2 型糖友是否能停藥，基本上要看胰臟功能的狀況而定。如果是因為體重過重導致胰島素阻抗增加、引起高血糖症狀的初診斷糖友，在飲食修正、規律運動後，糖化血色素小於 6.5%、沒有低血糖發生，且身體質量指數 BMI<24 時，是可以試著與醫師討論減藥、停藥的問題；但如果停藥後，血糖馬上就超出標準範圍，還是建議持續用藥，以減緩胰臟衰退的速度。

控制糖尿病避免自行停藥

不管最後有沒有停藥，都要在醫師的指示下才能進行，千萬不能自行停藥。擅自停藥的結果，可能導致血糖大幅的波動，造成心血管更嚴重的傷害。停藥後，還是要繼續維持健康的生活飲食習慣，每 3 - 6 個月定期追蹤血糖狀況，避免血糖上升。

正確施打胰島素的技巧

　　診間常常發現糖友因不正確的胰島素施打方式，導致降血糖效果不佳，原本對打胰島素就很排斥了，看到打完後血糖都沒進步，就更加不想繼續施打。為了不要讓自己白白挨一針，學會正確的胰島素注射的技巧與輪替方式就很重要。

施打胰島素的五個技巧

第一：正確使用筆型胰島素

　　筆型胰島素如果是混合性的胰島素，使用前需先將注射筆夾在兩隻手掌間滾動並輕輕上下翻轉至少 20 次，一定要先將胰島素搖勻，降低藥效作用不均的可能。每次注射前，一定要換上新的針頭，除了可降低疼痛、避免感染外，也可減少脂肪的增生，施打步驟如下：

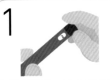
1 裝上針頭，並將外蓋和內蓋去除，當針裝好後，需先轉至1 - 2單位以針頭向上的方式，按壓筆針。

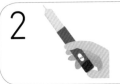
2 按壓筆針後，確認有胰島素滴出，除了可將筆針中的空氣排除外，也可確保注射液順暢。

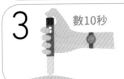
3 數10秒 將刻度轉至醫囑的劑量，垂直施打進入皮下組織時，應停留10 - 15秒以上，再拔出針頭，以確保所有劑量注入和預防藥劑漏出。

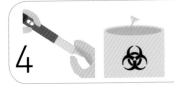
4 每次注射後，一定要將針頭丟棄在尖銳廢物回收桶中。

第二：學會正確的施打方式

　　皮膚可以分成表皮真皮層 - 皮下組織層 - 肌肉層，一般正確的施打是將胰島素打在皮下組織層，如果打太淺，打在表皮真皮層，就會發現打完皮膚會鼓起來；打太深，打到肌肉層，會造成胰島素作用太快，而發生低血糖的風險。

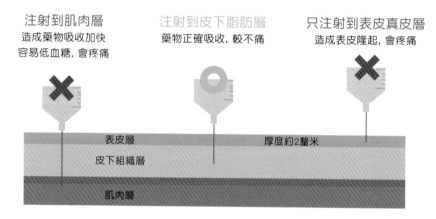

注射到肌肉層
造成藥物吸收加快
容易低血糖，會疼痛

注射到皮下脂肪層
藥物正確吸收，較不痛

只注射到表皮真皮層
造成表皮隆起，會疼痛

表皮層

皮下組織層

厚度約2釐米

肌肉層

胰島素注射位置應介於表皮真皮層與肌肉之間的皮下組織

　　目前筆針的胰島素針頭常見的有 4mm (綠頭)、5mm (紫頭)、8mm (藍頭)。針頭愈短，除了愈能減輕打針的恐懼外，也可以減少打到肌肉層的機會。如果目前你用的針頭是 4mm，在施打胰島素時，可以直接 90 度垂直施打，不用刻意地捏起皮膚，而使用 5mm 和 8mm 則需要捏起皮膚，如果是兒童使用 8mm 的針頭，建議以 45 度的方式施打，避免施打到肌肉層。

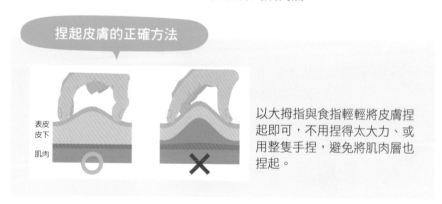

捏起皮膚的正確方法

表皮
皮下

肌肉

以大拇指與食指輕輕將皮膚捏起即可，不用捏得太大力、或用整隻手捏，避免將肌肉層也捏起。

第三：學習那些部位可以施打

　　人體主要有 4 個部位可以施打胰島素，分別是腹部、臀部、大腿和手臂。不同部位吸收速度不同，速效胰島素建議施打在腹部，因腹部吸收速度最快，中效或是長效胰島素建議施打於臀部或大腿。為使胰島素的作用達到更高的一致性，建議保持每天在相同的時間、注射在相同的區域。(如：晚上長效固定打在大腿)

- **腹部**：用拳頭將肚臍遮住不注射，往外約一個手掌寬的距離內注射。
- **臀部**：髖骨上緣往下至少 10 公分之下，約臀部外上四分之一處。
- **大腿**：應選擇外側上段進行注射。大腿血管及神經多分布於內側，故不適合注射在內側。
- **手臂**：選擇上臂外側四分之一的部分進行注射。

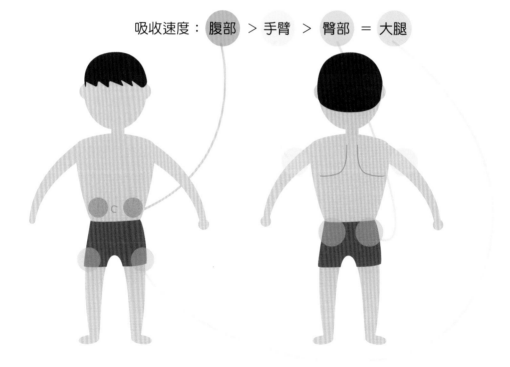

吸收速度：腹部 ＞ 手臂 ＞ 臀部 ＝ 大腿

第四：了解施打部位如何輪替

　　施打胰島素時，除了部位要輪替外，同一個部位內，也需要有系統的輪替方式，避免一直施打在某部位內相同的區塊，造成皮下脂肪增生，而影響胰島素的吸收效果。各部位依面積大小可再分為上下兩段或上下左右四個區塊，每週使用一個小區塊並系統性輪替，每次注射針距應與前一次的部位保持一指寬的距離。

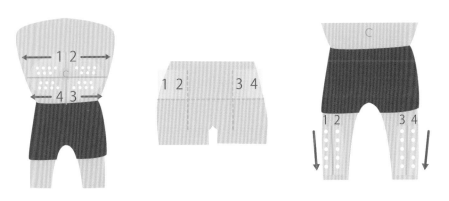

第五：施打部位的保養

　　施打部位除了要有系統性的輪替外，施打前要使用酒精棉片消毒清潔注射部位，等到酒精揮發，注射部位乾燥後，才能進行施打。施打完不可搓揉，會影響胰島素吸收的速度，必須等到更換施打區域後，才能針對之前的區域做熱敷按摩的保養動作。

　　學會正確的胰島素施打，可以避免因為不當操作而造成的胰島素吸收不佳，或血糖波動的狀況。如果對於目前胰島素施打有疑問，或是不知目前自己是否有脂肪增生的問題，建議回診時可以請衛教師給予評估，並再次學習正確的操作方式。

施打胰島素的六個副作用與處理方法

　　胰島素是維持體內血糖平衡的主要賀爾蒙，所以當體內胰臟受損時，為了維持穩定的血糖，可能會需要藉由注射胰島素治療。但在治療的過程中，因為不是身體自行調整，而是經由體外給予，所以仍有可能會產生副作用。不過不用擔心，了解胰島素注射的副作用，並學習如何處理，讓打胰島素不再是你的恐懼。

副作用 ❶ 低血糖反應

　　不論是口服降血糖藥或胰島素治療，主要目的都是降低血糖，因此在治療過程中，若不小心使用的劑量過多，就可能會出現低血糖的情形。低血糖的發生可能對身體健康產生很大的影響，因此糖友們需要特別留意！

如何避免低血糖？

建議糖友在注射胰島素時，維持密切且規律的血糖監測。先以小劑量的胰島素開始使用，配合血糖監測了解胰島素對血糖的影響，以調整使用劑量，就能找到適合自己的胰島素用量。

此外，良好的生活習慣也很重要，糖友們要能按時進餐、均衡飲食和固定的運動習慣，如果用餐時間不固定或進行強度比較高的運動，也有可能是低血糖的原因喔！

副作用 ❷ 注射時的針刺疼痛感

對於剛開始使用胰島素注射的糖友而言，最大的害怕通常都是對自我注射的不安全感。總覺得會和感冒打針、抽血一樣疼痛，但其實胰島素的注射針頭已經經過改良，與一般打針注射時所使用的針頭比起來相對不痛很多。

害怕施打胰島素怎麼辦？

建議糖友們在剛使用胰島素治療時，可以先與衛教師討論，了解胰島素相關的治療資訊和正確的施打方式，不但能減輕對打針的心理壓力，也能確保更有效的達到治療效果喔！

副作用 ❸ 脂質代謝異常

當胰島素反覆注射於身體的同一部位時，可能導致注射部位產生「脂肪代謝異常」，造成脂肪增生，發生皮膚有硬塊突起的情形。相反地，不純的胰島素則可能導致脂肪萎縮，使皮膚因脂肪減少而凹陷。

如何避免脂質代謝異常？

脂肪增生：避免常常在同一部位注射，可以將身體部位分區，並適當的輪換注射的地方。
脂肪萎縮：可以改用較純化的胰島素治療，同時也要注意胰島素的注射劑量和方法。

副作用 ❹ 體重增加

在未使用胰島素前，因為高血糖的緣故，讓身體沒辦法有效的吸收營養，從尿液中流失。而在使用胰島素治療後，因為胰島素能維持血糖平衡，進而促進體內蛋白質和脂肪的合成，有效吸收從食物中攝取的營養，因此就有可能使體重增加。

如何避免體重增加？

建議使用胰島素治療的糖友，可以配合執行飲食控制、增加身體活動量和維持適當運動習慣，避免體重直線上升。

副作用 ❺ 水腫

胰島素可能會造成水鈉於體內滯留，有些糖友會在注射胰島素後，出現輕微的臉部和四肢的水腫。

如何避免水腫？

水腫情形經一段時間通常會漸漸消失，但如果一直無法改善，建議與醫師討論，做常規的血液尿液檢查，以應用藥物改善，或了解是否有其他腎臟疾病。

副作用 ❻ 胰島素過敏

注射胰島素可能會產生皮膚局部或全身性的過敏反應，如：皮膚紅腫、搔癢、蕁麻疹等。

對胰島素過敏怎麼辦？

若過敏反應沒有隨著時間而緩解，建議糖友可以與醫生討論，更換使用的胰島素種類，對於產生的過敏反應會有所幫助及改善。

正確認識胰島素副作用，控制血糖更安心

很多糖友常常會說不敢打胰島素，擔心一旦開始施打胰島素便代表病情已經很嚴重了。但其實正確的施打胰島素，不但能保護胰島細胞，更能避免糖尿病更惡化。

事實上，無論使用任何藥物，都可能會有副作用的產生，但只要能更了解副作用是如何產生以及當產生時應該如何應對，就能減輕治療過程中藥物所帶來的副作用，讓你控糖更加安心！

使用胰島素的五個常見錯誤

　　使用胰島素來降血糖是最有效，也是最快讓血糖達標的方法。目前全台灣糖友施打胰島素的比例約 21.3%，相當於每 5 名糖友就有 1 人進行胰島素治療，然而還是有很多人打了胰島素後血糖還是未達標，這中間到底出了什麼問題？一起來看看有哪些可能原因。

施打部位沒有輪替

　　一般來說，身體的腹部、手臂、大腿、臀部都是可以施打的部位，以腹部來說，可以再分成上下左右四個象限區塊，每個區塊裡還可再細分 7 個點來施打。雖然腹部有左右邊可以輪替，但糖友還是會習慣性的施打在相同的點上，導致施打部位有皮下脂肪增生的問題，進而影響胰島素的吸收效率，讓血糖更不易管控。

胰島素未注射完全

　　當胰島素筆針打入皮下組織時，要確認按壓完後數字刻度有轉至 0。有些糖友因為沒有按壓到底，導致胰島素劑量施打不正確。按壓完後大拇指不要立刻移開，應持續維持 10-15 秒，待筆針移開身體後才將拇指放開，避免胰島素流出。

胰島素針頭彎曲

　　目前較常使用的筆型胰島素筆針比較細，所以在打開針頭的蓋子時，不要太用力，避免針頭彎曲。針頭彎曲可能會導致胰島素無法有效注射到皮下組織。

胰島素過期

　　施打胰島素前要先注意使用的效期。一般未開封的胰島素保存期限約 3 年，建議未使用的胰島素可以放在冰箱冷藏保存；一旦開封後，則建議在 28-56 天內使用完畢，確保胰島素藥效的穩定。

胰島素存放不當

　　胰島素應避免放置於陽光直射或是溫度過高、過低的地方。放置在大於 30℃的環境，胰島素會逐漸失去活性；放置在低於 0℃的環境，則會使胰島素受到破壞。建議未開封的胰島素應存放在 2-8 度冰箱中冷藏保存，開封後的胰島素應放置在室溫陰涼處，外出時也應將胰島素放在保冷袋中，避免胰島素變質失去活性。

　　以上五點都是在施打胰島素時可能會遇到的問題，如果對於胰島素的施打還不是很清楚，回診時可以再次詢問衛教師，確認目前的施打部位有沒有脂肪增生、施打方式正不正確，同時也要留意胰島素的保存方式、環境，避免胰島素變質，才能有效讓胰島素發揮作用、控制好血糖。

「為什麼平常要測量血糖呢？回診時不是都有抽血檢測了嗎？」這應該是很多糖友的疑問。但就像開車一樣，你知道平均時速，但卻不了解這中間到底有沒有超速或是車速過慢；所以回院測量的糖化血色素，只能反應出你三個月的平均血糖，卻不知道這中間發生什麼事情。唯有自己在家裡做血糖監測，才能知道當下的血糖狀況，做後續的改進，醫師也可以更準確地針對你的問題，給予適當的調整與建議。所以自我血糖監測對於糖友來說就像一面鏡子，可以隨時檢視自己的飲食、藥物狀況，真的很重要。

第九章

監測血糖
就從日常開始

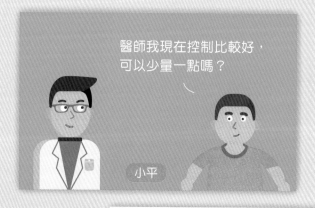

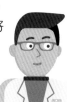

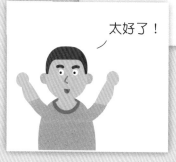

購買血糖機的三個祕訣

　　在開始測量血糖前，一台好用的血糖機是不可或缺的工具，但是，市面上的血糖機種類繁多，糖友該如何從眾多品牌中，選擇一台適合自己的血糖機呢？

1. 購買符合規範的血糖機，準確度更無虞

　　購買血糖機最重要的是，避免測量出誤差過大的數值。

　　建議優先選擇產品包裝上有明確指出「ISO 15197 (2013)」的血糖機，它是目前國際通用的規範標準，在測量準確度上，提供一定的保障。

> ISO15197(2013) 國際間通用的標準容許的誤差值：
> 當血糖數值 ≧ 100mg/dL 時，標準範圍在 ±15%
> 當血糖數值 < 100mg/dL 時，標準範圍在 ±15mg/dL
> 例如：
> 醫院數值是 140mg/dL，血糖機容許誤差範圍 119-161mg/dL
> 醫院數值是 90mg/dL，血糖機容許誤差範圍 75-105mg/dL

2. 挑選普及率高的血糖機，解決問題沒煩惱

　　除了第一關的保障外，糖友也可以考慮普及率高或新機種的血糖機，如果在使用上出現問題，或是不了解如何操作方式，都能透過網路與其他管道獲得相關資訊，購買試紙也相對輕鬆容易。

　　如果糖友不是在住家附近購買血糖機，那麼一定要詢問店家，住家附近哪裡可以購買該品牌的血糖試紙，降低「有機器，沒試紙」的使用窘境。

3. 考慮血糖機功能性，納入六大參考標準

　　針對不同類型的糖友，血糖機設計了不同類型的小巧思，讓糖友在使用上更加方便。不過，有哪些基本功能是糖友應該要注意的呢？以下整理出幾點提供參考：

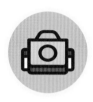

1.操作容易

操作簡易不複雜，是血糖機的一大特點。此外，目前市面上還有針對特殊功能需求而設計的血糖機，例如腎功能不好的糖友，就要留意血糖機可測量的血比容 (Hct) 數值範圍。

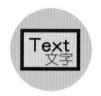

2.螢幕字體大小

對於視力不佳或視力已退化的糖友，可以選擇螢幕大、字體大、按鈕大，或有語音功能的血糖機；在試紙方面，選擇試紙較大的血糖機，糖友也能方便拿取與置入。

3.自動記錄

血糖機附上自動記錄功能，可以避免手寫紀錄血糖值數值產生的寫錯的情形。

4.自動校正、免調碼

糖友可以選擇「免手動調碼」的血糖機，避免試紙校正碼上的差異，造成測量值的誤差，使用上也較便利。

5.採血不易疼痛

愈細的採血針，愈能減少採血時的疼痛，降低糖友採血時的不適。或者挑選能在第一次採血量不足時再滴血的機種，以避免採血量不夠而誤判血糖值的問題。

6.替代部位採血

想減少手指採血頻率的糖友，則能選擇可用AST檢測的血糖機。但是，糖友要注意，AST必須搭配特定工具，才能有效採集指頭以外的血液喔！

　　備註：AST 檢測＝選擇檢測指尖以外身體其他部位的血液

保存試紙三撇步，降低測量誤差

有了一台符合規範、自我需求的血糖機，測血糖還需要血糖試紙的輔助，來完成整個測量的過程。可是，血糖試紙卻最容易受到外在環境的影響，造成測量誤差。存放試紙有三大要點需要注意，讓您在測量血糖前，更能確保數值的準確度！

1. 將試紙保存在原裝試紙罐內，勿將試紙分裝放置在其他容器內（包括已用完的試紙罐）。
2. 將試紙保存在乾燥、避光和密封的地方，避免放在高溫、日曬、冷藏或潮濕處。
3. 注意血糖試紙罐上或是盒子上的有效日期。試紙開封後建議 90 天內要使用完畢。

如遇下列情況，試紙可能已受潮，應立即停止使用：
1. 未將試紙蓋子蓋緊。
2. 罐裝試紙的罐身有裂紋、缺口。
3. 若試紙為單片包裝，包裝紙已破裂或有撕開的情況。

糖友需要配合正確的使用方法，才能測出較為準確的血糖數值。若是不了解使用方法，可以詢問專業的醫護人員指導操作。

如何測量血糖？
——血糖機的七步驟

　　有了血糖機後，要如何操作才不會造成試紙浪費與減少測量誤差呢？測量期間有哪些事情要注意的嗎？現在就跟著以下的步驟來學習。

步驟 1. 準備好測量工具

- 血糖機
- 血糖試紙 (瓶裝或單片包裝)
- 採血筆
- 採血針
- 酒精棉
- 硬殼罐子

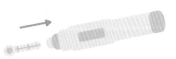

血糖機與試紙　採血筆/針　酒精棉片

步驟 2. 將採血針裝入採血筆中，並且調整採血筆上的刻度

- 可依皮膚薄厚選擇採血筆的刻度，並作適度的調整，採血筆刻度有 1 - 5，數字愈大就代表採血愈深，感覺也愈痛。

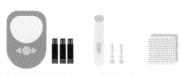

步驟 3. 確定血糖試紙保存狀況及期限是否過期

- 在手部與手指乾燥的情況下拿取試紙，並將試紙放入血糖機中。
- 拿取一片試紙後，馬上將試紙瓶蓋蓋緊，以免試紙受潮影響之後測量的準確度。
- 將試紙放入血糖機中。

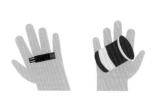

步驟 4. 消毒採血部位

- 將酒精棉打開，消毒採血的部位。
- 採血前，建議先將手甩一甩，可幫助採血部位血量充足，較容易採血。

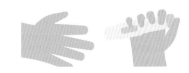

步驟 5. 開始採血

- 將採血筆緊貼採血部位，壓下採血筆按鈕後採血。
- 如果沒有血液出現或發現採血量不夠，可以從掌心處往手指的方向推擠，能產生較多血量。
- 假如還是沒有足夠的採血血量，建議可以將採血筆調整較深的刻度，重新再做一次步驟 5。

步驟 6. 加壓止血

- 在血糖機的待機期間 (通常 1 分鐘左右)，將血糖機與採血部位呈 45 度的角度採血，就可以測得血糖值。
- 之後再拿酒精棉在剛才採血的部位加壓止血，就完成了測量血糖的所有步驟。

步驟 7. 針頭回收

- 測量完血糖後，將採血針集中在硬殼且有蓋子密封的瓶罐中，例如保特瓶、藥罐等。
- 等到下次回診時，再帶到醫療院所針頭丟棄的地方做回收，不可隨意丟在家中的垃圾桶中。

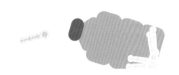

測量血糖的注意事項

1. 每次測量血糖都要更新採血針頭，避免重複使用。
2. 試紙開封後建議 90 天內要使用完，以免受潮影響測量數值。
3. 將試紙放在陰涼處，不可放在冰箱或是潮濕的地方。
4. 採血前確定酒精消毒的地方已經乾燥，以免影響血糖測量數值的結果。
5. 採血時，不要過度擠壓指頭，可能導致過多組織液被擠出，影響到測量結果。
6. 測量前先洗手，避免測量處有香水、乳液殘留。

　　血糖每分每秒都在變化，如果糖友想要了解自己的血糖機是否誤差太大，建議可以趁回診抽血時，測量自己的空腹血糖，並在同個時間點、同一滴血來進行血糖機測量。飯後血糖則不建議，因為飯後血糖的波動較大，再加上個體差異也會有比較大的誤差，所以建議測量空腹血糖會比較好。

　　另外也要注意通常醫院抽血檢驗用的是靜脈血，血糖機用的血則是微血管的血，如果要用醫院檢驗的血液做比對，建議可以先確定血糖機是否有靜脈血液自動換算的功能，如此就能更放心來判斷血糖機的準確度。

血糖監測的意義與應用

　　小智今年 40 歲，確診為第 2 型糖尿病約半年，正努力調整飲食，養成運動習慣。看看小智如何做自我血糖監測吧！

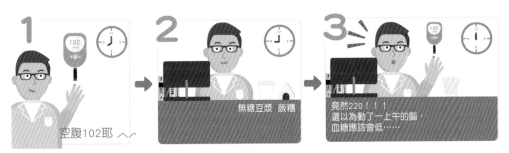

1 小智一早量了空腹血糖 102mg/dL，覺得很開心。

2 早上隨便吃了一個飯糰和無糖豆漿，就開始坐在辦公室處裡公事。

3 到中午吃飯前，想說動了一上午的腦，血糖應該很低了吧，沒想到一量血糖居然高到 220mg/dL。

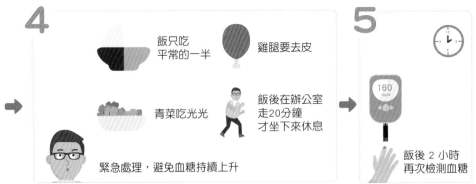

4 驚嚇之餘，想起衛教師有教過，如果飯前量到血糖太高，當餐的澱粉量就要減量，所以小智把原先預計吃的雞腿便當，飯只吃平常的一半，青菜都吃光光，雞腿也謹記衛教師的指導要去皮，吃完後在辦公室走了 20 分鐘才坐下來休息。

5 飯後 2 小時再次檢測血糖，還好血糖值沒有持續攀升，數值已降到 160mg/dL。小智慶幸自己有測量飯前血糖，才能對於當下的數值做一些緊急處理，避免血糖持續上升。也學到原來飯糰對自己血糖的波動會那麼大，下次再吃飯糰時，可能分量要減少一點。

由上面的例子我們可以知道血糖監測的用意：

1. 有助於了解當下的血糖值，對於太高或太低的血糖值，可以做一些緊急處理。
2. 瞭解不同飲食對血糖的波動影響，進而修正飲食內容。
3. 學習運動在血糖管控中的重要性。
4. 瞭解血糖的波動幅度，波動幅度愈大，愈容易造成心血管疾病的發生。

你量的血糖有效嗎？常見的無效測量原因

正確、有規則的血糖監測，並記錄發生高血糖和低血糖時的原因，才能讓血糖監測發揮最大的效益，不僅對於掌握自己的身體狀況有很大的幫助，也可以作為醫師調整用藥的參考。

但如果你只是想到才量、固定量同一個時間點或是沒有針對異常血糖值做分析與改善，這些都是導致無效測量的原因。想想如果挨了採血一針，花了一筆試紙開銷，卻沒做到正確的血糖監測和記錄，不是很可惜嗎？

建議檢視自己目前的測量方式，是否犯了以下錯誤，造成無效測糖，進一步做修正。

常見的無效測糖

1. 測量時間無效：不成結構，無法運用於調整
- 想到才量
- 一週只量一次
- 只量餐前血糖，無法觀察與改善餐後血糖
- 配錯對，如：量早餐前及晚餐後，如此無法觀察一餐的飲食變化

改善方法：請醫療團隊協助，規劃合適的測量計畫。

2. 缺乏系統性的測量步驟：記錄 → 分析 → 調整 → 驗證
- 只有測量沒有記錄，資料不全
- 沒有分析血糖異常的原因

- 瞭解原因但沒有做調整
- 做了調整但沒有驗證調整後的效果

　　改善方法：利用智抗糖 App 做血糖記錄，並註記飲食、運動、藥物、情緒等可能影響血糖的原因，與醫療團隊討論可行的調整選項，調整後用記錄的血糖數值驗證。

　　有效的血糖監測，會協助你控糖事半功倍，更容易達到血糖目標。

血糖要控制在多少？

　　「血糖應該控制在多少才算正常呢？」是很多糖友都曾提出過的疑問。糖友們比較熟悉的血糖控制範圍不外乎是飯前飯後與睡前的血糖值，但每個年齡層，因為體內代謝、賀爾蒙分泌不同等因素的影響，也有不一樣的血糖控制目標。現在就讓我們一起了解不同年齡階段的血糖控制目標，了解最適合自己的血糖控制範圍。

一般血糖標準

	空腹血糖 (mg/dL)	喝 75g 糖水後 2 小時血糖 (mg/dL)	HbA1c (%)
正常	< 100	< 140	< 5.7
糖尿病前期	100-125	140-199	5.7-6.4

第 1 型糖尿病嬰幼兒及學齡前的血糖控制目標

　　嬰幼兒及學齡前階段為 0 - 6 歲幼童，此階段發病的糖尿病幼童大部分是第 1 型糖尿病。根據美國糖尿病學會 (ADA) 建議，0 - 6 歲的第 1 型糖尿病幼童血糖控制理想範圍為：

　　0 - 6 歲兒童仍不太會判斷和反映低血糖發生時的症狀，所以家長也需要特別注意孩子狀況，避免嚴重或頻繁性的低血糖。

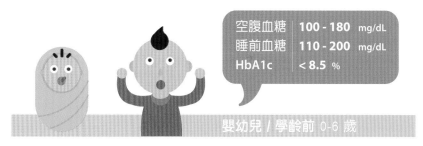

空腹血糖　100 - 180 mg/dL
睡前血糖　110 - 200 mg/dL
HbA1c　< 8.5 %

嬰幼兒 / 學齡前 0-6 歲

第 1 型糖尿病兒童及青少年的血糖控制目標

此階段為 7 - 19 歲的第 1 型糖尿病，建議控制在：

血糖控制目標可以依照個人的情況調整。若低血糖的情況並不嚴重，建議可以考慮訂定

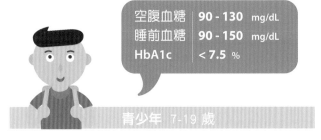

空腹血糖	90 - 130 mg/dL
睡前血糖	90 - 150 mg/dL
HbA1c	< 7.5 %

青少年 7-19 歲

較嚴格的目標，例如將 HbA1c 控制在 7% 以下；但若經常發生低血糖、無預知性的低血糖或血糖波動太大，血糖目標也可以適度放寬。

成年人糖尿病的血糖及血壓治療目標

此階段為 20 - 65 歲成人，建議的血糖控制範圍為：

依個別情況設定糖化血色素目標

如果你目前年紀輕、罹病時間短 (< 5 年)、沒有或僅輕微的糖尿病併發症、低血糖風險低，可以將糖化血色素目標設在 6.5% 以下。相反的，如果是年紀大、罹病時間長、已有併發症、且常發生低血糖的糖友，則可以放寬糖化血色素的標準。

空腹血糖	80 - 130 mg/dL
餐後2小時血糖	80 - 160 mg/dL
HbA1c	< 7% (需個別化考量)
血壓	<140/90 mmHg
血壓(有腎病變)	<130/80 mmHg

年紀大　罹病時間長　已有併發症　常發生低血糖

如果有以上狀況的糖友
可依醫師診斷放寬HbA1c的目標

依個別情況設定血壓目標

血壓太高會傷腎，而腎臟功能的下降也會使血壓升高。建議有腎病變的糖友，將血壓控制在 130 / 80mmHg 的理想範圍內。

老年糖尿病的血糖及血壓治療目標

此階段是指 65 歲以上成人。如果健康狀態正常，生活和認知功能健全且壽命可期的老年糖尿病病人，建議將血糖及血壓控制目標維持在：

空腹血糖	90 - 130 mg/dL	90 - 150 mg/dL	100 - 180 mg/dL
睡前血糖	90 - 150 mg/dL	100 - 180 mg/dL	110 - 200 mg/dL
HbA1c	< 7.5 %	< 8.0 %	< 8.5 %
血壓	< 140/90 mmHg	< 140/90 mmHg	< 150/90 mmHg
健康狀態	**正常** 少共病症， 認知及身體機能正常	**中等** 多共病症， 認知及身體機能 輕微至中等異常	**差** 末期慢性病， 認知及身體機能 中等至嚴重異常

若是身體狀況較為衰弱的糖友，可以依個別狀況的不同和醫師討論，放寬或更改血糖控制的範圍。但仍要注意因急性高血糖所引起的相關併發症狀。

妊娠糖尿病的血糖治療目標

對於已有第 1 型或第 2 型糖尿病的女性或是在懷孕 24 - 28 週間被診斷為妊娠糖尿病者，在沒有過度低血糖情況發生之下，會建議將數值控制在：

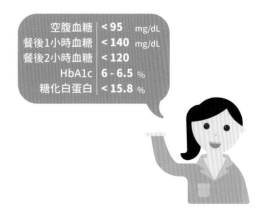

空腹血糖	< 95	mg/dL
餐後1小時血糖	< 140	mg/dL
餐後2小時血糖	< 120	
HbA1c	6 - 6.5	%
糖化白蛋白	< 15.8	%

懷孕期間可能會有相對性的缺鐵性貧血和血量增加等狀況，讓糖化血色素不能有效地反應平均血糖。所以也可以考慮使用糖化白蛋白來當做血糖監測的中期指標，反應過去 2 - 4 週的血糖狀況。

糖尿病住院期間的血糖控制目標

對於重症及敗血症患者而言，住院期間太嚴格的血糖目標容易增加嚴重低血糖（＜ 40 mg/dL）和死亡的風險，而太高的血糖也可能會使傷口感染或不易癒合，所以建議整體血糖目標控制在 140 - 180 mg/dL。

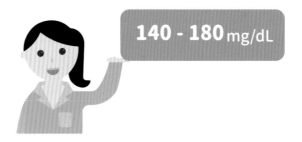

住院病人　太高或太低的血糖都會增加健康風險，建議將血糖控制在：

140 - 180 mg/dL

良好的血糖控制，從訂定個人控糖目標開始

理想的血糖控制目標會因為不同的生理狀態而有所改變的，建議糖友要與醫師共同討論、評估自己目前的身體狀況，來做個別化的血糖管理。

如果糖尿病患的年紀較大、身體較虛弱或有嚴重併發症，控制標準可以適度放寬；另一方面，如果是剛確診糖尿病、沒有其他併發症的糖友，則建議進行較嚴格的血糖控制，愈早將血糖控制在目標內，愈可以預防糖尿病併發症的發生喔！

為你的控糖目標設定血糖測量計畫

　　你的理想血糖數字是否遙不可及呢？訂了血糖目標以後是否難以達標？設定目標是為了要實現，但為什麼常常落空？「有目標但是沒有合適的測量計畫」是常見的原因，量完血糖，卻不能真正運用血糖數值來做對應的調整，看到量出來的血糖結果偏離目標值，無論是太高和太低都會影響心情。

第一步：依照身體狀況設定血糖監測的目標值

　　要如何設定控糖目標呢？血糖監測的目標值設定要依據自己的身體狀況而定，像是 3 個月內是不是有低血糖發生？有沒有併發症？年紀多大？用藥的情況等，都必須納入考量。建議與醫師、衛教師討論後設定目標。

第二步：了解測量不同時段血糖數值的意義

　　很多人都習慣只量早上空腹血糖或是睡前血糖，這樣會收集不到藥物和飲食對血糖的影響，而讓血糖監測失去價值，了解不同時段血糖數值的意義，才能有效控糖。

第三步：依據用藥情形制定可行的血糖監測計畫

　　接下來針對不同的用藥方式，來建議如何制訂血糖監測計畫，提供參考：

1. 單純使用口服降血糖藥：建議做配對血糖監測

配對血糖監測有兩種配對法：測量餐前與餐後血糖的「前後配」，以及測量鄰近兩餐的餐前血糖差距的「前前配」。

餐後2小時血糖-餐前血糖

前後配

配對血糖是指測量同一餐餐前和餐後 2 小時的血糖 (從吃下第一口飯開始算起) ，前後配比較兩者前後的差異，根據此差異，可以瞭解飲食對於血糖的影響 。建議差距為 30~60mg/dL。如果差距太大，就要趕快檢視自己的飲食內容是否需要做修正，醫師也可以依此調整藥物劑量。

前後配 測餐前和餐後2小時，差距建議為30~60mg/dL

一週血糖監測計畫		早餐前	早餐後	午餐前	午餐後	晚餐前	晚餐後	睡前
	星期一	V	V					
	星期二			V	V			
	星期三					V	V	
	星期四	V	V					
	星期五			V	V			
	星期六					V	V	
	星期日	V	V					

鄰近兩餐的餐前血糖差距

前前配

如果因為工作關係，無法測量到飯後血糖，你可以選擇前前配的血糖測量方式，測量鄰近 2 餐的餐前血糖，這樣的方式也可以了解食物與血糖間的關係。一般飯後 2 小時與餐前血糖的差距在 60mg/dL 以內，飯後 4 小時差距在 20~30mg/dL，所以到下一餐的餐前血糖如果有差距 6 小時以上，那下一餐的餐前血糖應該跟前一餐的餐前血糖差不多，或是落在餐前建議範圍 80~130mg/dL。

測兩餐的餐前血糖。
前前配
● 若兩餐間隔4小時，
  差距建議為20~30mg/dL。
● 若間隔6小時以上，
  血糖建議範圍為80-130mg/dL。

一週血糖監測計畫		早餐前	早餐後	午餐前	午餐後	晚餐前	晚餐後	睡前
	星期一	V		V				
	星期二			V		V		
	星期三					V		V
	星期四							V
	星期五	V						
	星期六	V		V				
	星期日			V		V		

需要測量幾次血糖？視糖化血色素高低而定

關於每天或每週應該進行幾次配對血糖檢測，可以依據你目前血糖的狀況來決定：

• 糖化血色素 <7.5%，建議可以每 2 - 3 天量一次配對血糖

• 糖化血色素 >7.5%，建議每天都要進行測量，待血糖穩定後，就可以減少測量頻率

2. 睡前長效胰島素＋口服藥：建議做空腹血糖＋一餐配對血糖

一開始一定要測量空腹血糖，才能知道目前的劑量是否剛好。此外，避免單看一天空腹血糖高，就馬上增加劑量，建議要觀察 2 - 3 天，確定空腹血糖持續偏高或是偏低，再經醫師指示進行藥物調整。除了測量空腹血糖外，還要搭配一餐的配對血糖，才不會忽略到其他高血糖的時刻。如果空腹血糖都維持穩定，就可以改成測量配對血糖。

切勿單看一天
空腹血糖高，
就馬上增加劑量！

空腹血糖	長效胰島素劑量
80~130mg/dL	剛好，不用調整
<80mg/dL	過量，需減量
>130mg/dL	不足，需加量

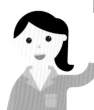

◉ 量測空腹血糖，
才能知道目前的劑量是否剛好。

◉ 搭配一餐配對血糖，
才不會忽略其他高血糖的時刻。

一週血糖監測計畫

		早餐前	早餐後	午餐前	午餐後	晚餐前	晚餐後	睡前
	星期一	V	V					
	星期二	V		V	V			
	星期三	V				V	V	
	星期四	V	V					
	星期五	V		V	V			
	星期六	V				V	V	
	星期日	V	V					

3. 一天 2 次胰島素：建議做早晚配對血糖的監測

一天打 2 次混合胰島素 (中效 + 速效或是中效 + 短效)，施打胰島素前一定要先測量血糖，所以餐前血糖很重要，而餐後的血糖可以看出飲食內容是否需再修正。

如果餐後無法測量，也可以測量每餐餐前血糖，如果午餐前、晚餐前或睡前血糖超過目標，就需要檢視前一餐的飲食內容是否須修正。

◉ 一天打2次混合胰島素(中效＋速效/中效＋短效)。
  施打胰島素前一定要先量測血糖，
  所以餐前血糖很重要，
  而餐後血糖可以看出飲食內容是否需要修正。

	早餐前	早餐後	午餐前	午餐後	晚餐前	晚餐後	睡前
星期一	V	V			V	V	
星期二	V	V			V	V	
星期三	V	V			V	V	

◉ 如果餐後無法量測，也可以量測每餐餐前血糖。
  若午餐前、晚飯前或睡前血糖超標，就需要檢視前一餐的
  飲食內容。

	早餐前	早餐後	午餐前	午餐後	晚餐前	晚餐後	睡前
星期一	V		V		V		V
星期二	V		V		V		V
星期三	V		V		V		V

4. 一天 3-4 次胰島素：建議做三餐飯前＋睡前血糖監測

一天打 3-4 次胰島素的人，至少在三餐飯前與睡前都須做血糖監測，確認數值，才能知道胰島素劑量是否需做調整。其他時間點如有不舒服，都可以加強測量。

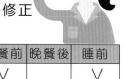

◉ 施打胰島素前一定要先量測血糖，
　所以餐前血糖很重要，
　而餐後血糖可看出飲食內容是否須修正

	早餐前	早餐後	午餐前	午餐後	晚餐前	晚餐後	睡前
星期一	V		V		V		V
星期二	V		V		V		V
星期三	V		V		V		V

測量血糖並不是一個約束自己的工具，所以不要因為害怕面對過高的血糖值而選擇逃避或是忽視。唯有藉由血糖監測，瞭解自己的身體狀況，找出造成血糖偏高或是低血糖的原因，才能穩定控糖。讓血糖監測成為穩定控糖的利器，而非壓力來源，心頭轉個念，也能讓心情舒緩、血糖變好喔！

管理血糖介紹：智抗糖APP

　　學到了飲食、運動的技巧等知識，這一章節智抗糖與您分享了測量與記錄血糖的重要性。找到適合自己的測量方式能夠幫助糖友真正有效管理血糖，了解影響血糖波動的原因。但要如何讓紀錄更有效率、數據不再只是過眼雲煙的數字呢？

　　智抗糖致力於提供糖友簡易的記錄工具，依據您的血糖測量計畫測量並輸入數值，就可以透過 App 隨時回顧最近的血糖高低、變化，學習衛教知識，與親友醫療單位連結，讓您輸入的資料更有意義。

簡易輸入，詳細記錄

　　您可以使用智抗糖 App 手動輸入血糖以及相關資料如血壓、體重及日常活動，並運用筆記、照片，更完整的記錄身體數值。

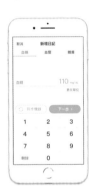

　　針對使用手機不便的長者或想一次上傳多筆數據的糖友，也可以使用 Health2Sync 血糖數據傳輸線或藍芽傳輸裝置，一次將多筆血糖數據上傳至 App。

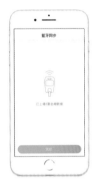

清楚圖表，隨時回顧

　　打開智抗糖 App，您最近的血糖動態（平均血糖，最高最低血糖值等）就會以清楚的圖表呈現，讓您快速掌握自己的血糖狀態。針對每一筆血糖值，您都可以點擊查看當天所記錄的細節，幫助您回想是什麼原因導致血糖波動。

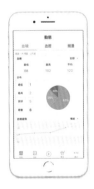

個人化衛教，控糖力升級

　　根據您輸入的數
據，智抗糖會給您貼心
的鼓勵以及提醒，協助
您即時留意身體變化。
除了鼓勵提醒，還有實
用的衛教文，讓您在記
錄的同時也可以一邊吸
收知識。

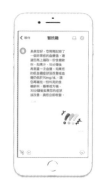

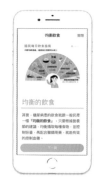

夥伴關懷，交流學習

　　智抗糖了解對抗糖尿病的孤單，您可以邀
請親友與您的照護人員成為「夥伴」，讓夥伴
隨時透過 App 一同留意您的血糖變化，提供必
要的協助與建議，適時給您鼓勵關懷。如果想
從其他糖友身上學習控糖方式，也可以加入「小
學糖」，觀看糖友的控糖狀況，提問或是留言
討論、切磋。

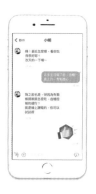

輸出資料，聰明分享

　　您可以將您的記錄彙整成完整的 PDF 報告
或 Excel 檔案。PDF 報告包含您的血糖 / 血壓
/ 體重分布圖表、趨勢圖表與詳細的歷史記錄。
Excel 檔會有您輸入的每一筆記錄。您能從 App
直接把記錄寄給您的醫生／衛教師，或寄給您
自己，列印出來，方便下次回診提供資訊給照
護團隊。（詳見書本附錄五：智抗糖合作醫療
診所列表）

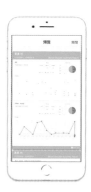

美娟的控糖App 日記

美娟　　type1　　病齡 2 年　　2017/08/26

「開朗樂觀的美娟，得知自己有了糖尿病後，不害怕讓別人知道、或是怕親人擔心。相反的，她積極的面對糖尿病，改變了飲食習慣、蒐集控糖知識、勇敢面對糖尿病。」

2016 年一確診糖尿病，當天晚上擔任電腦工程師的先生回到家就把我的手機安裝智抗糖 App。那時還不知道自己是一型糖友，醫生也說還不用買血糖機，但為了好好管理血糖，我周末就去買了血糖機，開始把血糖記錄在智抗糖 App 裡。

當我開始智抗糖

智抗糖變成我的行動日記

智抗糖 App 對我而言，是一個很棒的生活健康管理軟體。舉凡飲食、運動、感覺、生病我都會記錄。通常一天三餐要吃之前，我會先拍照，主食秤重量，接著測血糖，打胰島素，然後再把這些數字及食物相片一一記錄在 App 裡，每個動作確實做到才開始吃飯！筆記裡會記錄和這餐相關資訊，例如：主食有多重，餐廳訊息…等，有時我也會把當下的心情、感覺、症狀及特殊狀況做記錄。有時餐和餐之間有吃點心，不一定有量血糖，也能跳過血糖，下一步記錄其他資訊，或是運動完後當下我也會登錄上去，儼然我就是用智抗糖寫日記！

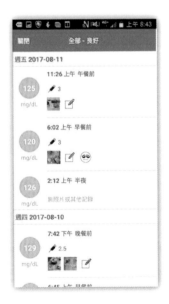

數據、紙本輕鬆轉換

　　這樣做的好處是，下次吃到一樣的食物有經驗可以參考，要去醫院回診前我也會把上次回診到這次就診區間的血糖報告轉成 Excel 報表（也有 PDF 選擇喔），印下來先重點標示，然後再和醫生及衛教師討論，真的很方便很好用。之前還沒那麼認真仔細用這些功能時，其實我是很依賴紙張記錄的，但沒辦法像 App 記錄那麼確實仔細。

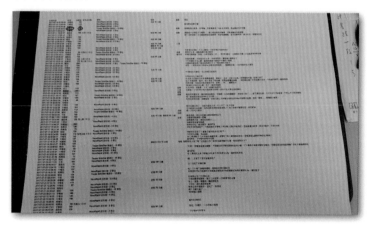

將紀錄轉化為紙本資料，看診前標記重點，和醫師、衛教師討論起來更方便了。

隨時提醒，隨時關心

　　只要我認真記錄，智抗糖 App 也會認真和我互動，常常會收到它傳來提醒血糖變化的訊息，當記錄一筆低血糖時，系統也會立即教導如何處理，真的很窩心！

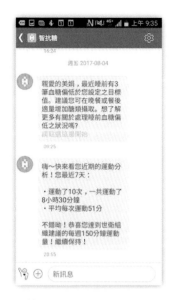

智抗糖 App 會因記錄的血糖數據傳送提醒簡訊，也會教導糖友在不同的血糖變化時該如何處理。

您的夥伴，智抗糖健康教練

　　為了血糖數值能更漂亮，我也使用了關懷諮詢服務。雖然平常已經很認真的做記錄，但有時血糖變化真的難以捉摸。有了教練之後，隨時有問題就能馬上得到解答，當下就能解惑，教練就像朋友一樣，會一起幫我找血糖為什麼偏高的原因，並給予建議。透過這個諮詢服務，我才知道運動對我的控糖幫助很大，現在沒運動的時間儘量不超過三天。甚至有時嘗試之前沒吃過的東西時，我會直接拍照傳給教練，教練估醣很厲害，超神準的！透過教練的幫忙，我現在控糖愈來愈平穩，速效劑量也比以前更少囉！

智抗糖，一起用智慧對抗血糖

　　智抗糖 App 真的是個人健康管理很棒的軟體，功能真的很多，只要養成隨手記錄的習慣，這些動作就像呼吸一樣自然，一點也不難。我是認真使用不到一個月後，就完全放棄一年多以來紙本的記錄，開始用智慧管理血糖了！希望大家也能和我一樣用智慧對抗血糖喔！

糖葫蘆的控糖千里路

糖葫蘆　type2　病齡超過 20 年　2017/09/12

　　「過去忙於工作的糖葫蘆，忽略了自己的健康，得到第 2 型糖尿病。二十多年的控糖旅程，他是如何走過來的呢？」

那一年，甜蜜的邂逅

　　那年寒冬，我坐在冰冷的椅子上，帶著不安的眼神，望著白袍先生，聆聽著他娓娓的道來。我努力的回想著，但已茫然的腦袋，卻怎麼也想不起來在那個小鎮、那個繁華都市裡如何招惹了你，更不清楚打何時開始，你已經悄悄的黏上了我。

　　以前我不認識你。只聽別人稱呼你為「高雪堂」，聽說你很凶狠、潑辣，若不好好善待你，你將會瞎我的眼、啃我的腳、堵我的心、壞我的腎……一切令人不寒而慄。

　　但今天，我肯定你已經闖進了我的世界，要和我一起生活，還誓言今生今世，不離不棄，生死相依。(If you never abandon, I will in life and death) 灰濛濛的天空，透不出一絲的陽光來溫暖我冰冷的心，嘆息聲覆蓋了呼嘯的北風，擦肩而過的街燈，低聲的問：「還好嗎？」我沉默不語。

控糖之路的開端——飲食急轉彎

不均衡的飲食習慣，埋下病因

　　由於公司職務的關係，讓我有更多的機會接觸飲酒，經常是「不醉不歸，醉了烏龜」，酒過三巡後，總會吃一些高熱量、高油脂的食物，來慰勞慘遭蹂躪的胃，體重跟年齡成正比的遞增，這些也許是你看上我其中的一個原因吧！

　　正值壯年，在家庭責任最重的當下，我必須為愛我的人及我愛的人好好愛自己，我沒有徬徨、無助、沮喪的權利，於是乎亡羊補牢、打起精神，用功向醫護衛教學習控糖。

得了糖尿病後，開始控管飲食

這是個很好的理由讓我婉拒飲酒，陪笑著跟客人說：「我今生的『配額』耗用殆盡了。」後來自己懊惱，為何不早在十年前就想出這個藉口呢！過去雖沒山珍海味，但能隨興地品嘗些庶民美食，如今不得不斤斤計較了，逛夜市，只能淺嘗輒止，再也不能大快朵頤了。

可樂再也不樂了、咖啡變苦了，豬腳飯、魷魚羹、蛋糕、剉冰等，已經成為我菜單中的絕響，水果也只認識番茄、芭樂（以前的衛教），就連白飯都得限量，這時深深體會一句話──誰知盤中飧，粒粒皆辛苦（吃多了擔心血糖上升的辛苦，吃少了要挨餓及擔心低血糖的辛苦）。戒了含糖飲料，飲食改以少油、少鹽、少糖，並以均衡清淡為主，控制碳水化合物的攝取量，多吃蔬菜，但經常外食的我，蔬菜量嚴重不足，是控糖最大的困擾。

曾經，那段崎嶇的控糖路

減重讓我的血糖更加穩定

為了善待這位不速之客，飲食控管是首要的任務。運動也是很重要的一環，運動可以增加細胞對胰島素的敏感度，進而讓細胞得到養分，減少血糖的波動，但對當時我那小相撲的身材，真不知從何開始，所幸數年後，體重減輕了十五公斤，這對我的血糖控制，起了很大的作用。

飲食、運動與藥物是環環相扣的，曾經有一段鬆懈的日子，血糖居高不下，檢驗報告出來後，醫生只能加重劑量，加藥後卻容易發生低血糖，在恐懼心理下，就會增加食量，結果體重再增加，血糖隨著體重上升，檢驗呈現紅字，醫生再加藥量，陷入惡性循環中。我痛定思痛，跟醫生商量是否能夠減藥，相對承諾飲食控制，加上運動，結果血糖控制下來了。

施打胰島素卻出現低血糖的症狀

曾經在國外工作了幾年，頭一年人生地不熟，台灣帶去的藥吃完後，就自行拿藥袋到西藥房買藥服用，靠著那台寶貝血糖機自我監控，一整年搞不清楚自己的糖化血色素是多少，更別說其他指數了。翌年安排到當地公立醫院治療，一段時間後，糖化血色素 (A1C) 高達 9%，一直降不下來，醫生說口服藥已經到了極限，交待施打胰島素（每晚睡前一次,16~18U），外加口服藥─Metformin（二甲雙胍）

有一晚睡前施打胰島素後不到一分鐘，突感頭暈、眼花、心悸、氣喘、發抖，全身冒冷汗，像極了低血糖的症狀，自己正納悶胰島素劑量跟以往相同，且距離飯後才不過兩個小時，為何會發生這種狀況？

症狀來得快又猛，此時發覺有一些些鮮血從腹部施打部位緩緩流下，我不知所措，躺在床上，心中十五個水桶七上八下，約莫半個多小時過去，狀況稍微緩和，隔天去請教醫生，卻找不到原因，只好繼續「冒險」下去。

爾後又發生了兩次類似情形 (不連續)，我換了醫生，請求改為口服藥，在飲食配合下，糖化血色素降回 7% 以下。

認識智抗糖，解開心中的疑惑

2017 年六月在智抗糖的粉絲專頁看到一篇有關施打胰島素的衛教文章，文中提到胰島素正確應打在皮下組織層，如果打太深，打到肌肉層，會造成胰島素作用太快，而發生低血糖的風險。

我心中長期的疑問終於解開了，當時醫院藥局給我的針頭樣板是 5mm，要自費去西藥房購買，買了一批用完後再去購買時，5mm 的針頭缺貨，只剩 7mm 的，當時心想：「深一點，就痛一點點吧，不怕！不怕！」不以為意就買了，才造成這樣危險的事 (鎮上僅有的兩家西藥房都缺貨)。要是我肚皮的脂肪厚一點就沒事了，不過，要是早幾年看到智抗糖這篇衛教文章，那就更棒了。

確診後年餘，花了五、六千元買了血糖及血酮機，開啟了自我監控血糖之路。人說十指連心，每天扎針，就算手指不喊痛，心還是會痛的。記得有一次在醫院，小護士說：「我要幫你驗血糖，待會扎手指會有點痛喔！」我回說：「二十多年了，早已千瘡百孔，請便吧！」

血糖機對於自我血糖監控，確實有很大的作用，隨時警惕自己要控好血糖，也能了解食物對血糖波動的關係。

善用新科技，記錄我的血糖值

早年資訊工具沒有現在發達，糖尿病的衛教知識，大部分來自於醫師或營養師面對面的傳授，由於他們也相當忙碌，我們能夠接觸到的機會，相當有限，不足的地方只能從書本上摸索學習。

每天測得的血糖數值，都用本子記錄，但卻無法好好保存下來，更不要說

分析了;現在網路資訊發達了,用智慧型手機打上關鍵字,就能找到參考的資料,但資訊雖多,卻應慎選由專業醫療人員所提供的資訊。錯誤的資訊,可能會損害到健康,甚至性命。

使用智抗糖,健康教練帶著走!

先前在 Facebook 接觸到智抗糖 App,下載試用後如獲至寶,它能記錄血糖值、血壓值,後來新增身高、體重,還能匯出各式分析報表,同時可以記錄飲食 (含拍照功能)、運動、藥物,還能計算熱量、碳水化合物克數等,讓糖友及醫護能夠更了解糖友的健康狀況,智抗糖 App 還會主動匯出使用者每星期及每月的血糖分析、血壓分析、運動分析,後來新增飲食分析,如遇有特殊情況 (如低血糖),還會做出緊急衛教通知,現在 App 裡還有「小學糖」功能,讓糖友們相互交流、學習抗糖。

如果還不知道怎麼控糖的糖友,App 上有一對一的專屬課程,讓使用者不用出門,在線上就可以諮詢學習,省時省事。在 Facebook 上,智抗糖有專屬的粉絲專頁,經常分享一些由專業醫師、藥師、營養衛教師所撰寫 (或拍攝) 的衛教文章及影片,讓讀者能正確的認識糖尿病,其併發症及飲食相關衛教,相當有幫助。

智抗糖被 Healthline (全球最大的健康內容網站之一) 評選為年度最佳糖尿病 App!也是亞洲唯一獲得肯定的團隊,科技的進步,幫助人們增長了更多的知識,要善用這些工具,讓控糖變的更簡單。

一起智慧控糖,活出精彩

雖然糖尿病帶給糖友們許多潛在的威脅、焦慮、苦痛,但它也提醒了糖友們注重自己及親人的健康,鞭策糖友更積極的認識自己的身體,勇敢的面對,時時刻刻警惕自己,配合著控糖三大原則:飲食、運動、藥物,相信糖友一樣可以過著有品質的生活,活出精彩!

末尾,我最想跟「你」說一句話:「如果還有來生,我們還是相見不如懷念吧!」

Tom 的減重控糖路

Tom　type2　病齡 3 年　2018/01/03

　　「原本體重近百的 Tom，自從開始減重，也變得熱愛運動，現在的他，每天都要走 2 公里的路，而且愈走愈起勁。一年下來，他已經成功減掉 8 公斤，不僅人變得更有精神、血糖也控制得非常穩定！」

　　有朋友問我：「從 2017 年開始減重到現在，總共減了多少公斤？」說實在的，關於這個問題我還真的答不出來。因為「體重計」以前在我家是屬於違禁品，而「體重」兩個字是髒話，不能講的。

　　雖然從小就是個健康寶寶，但小學畢業的時候就已經 68 公斤。我人生最胖的時期，體重是直接來到 3 位數，依稀記得在減重前曾經有一次回診時，我站上了醫院的體重計，看到數字在 95 - 96 之間跳動時，我就跳下體重計，因為沒有勇氣去面對最後的數字。

控糖好妙招：從改變生活習慣開始！

　　我從小就是個小兒麻痺者，原本走路就不太方便，再加上近百公斤的體重，走不到 2 步路就氣喘吁吁，從家裡走到停車場約 150 公尺的路程，中途還需要休息 2 次才走得到，就算是要去便利商店也要騎摩托車，一整天下來幾乎沒有走動的機會。

　　不過體重降下來以後，我變得開始熱愛走路，從一開始的 300 公尺、500 公尺慢慢嘗試，到現在每天早上要走 2 公里的路才舒服，而且愈走愈起勁。以前同事說每天要去慢跑 5 公里，如果一天不去跑就會渾身不對勁，當時總覺得同事講話太誇張，但是同樣的感覺卻發生在自己身上，現在的我每天吃完早餐後，身體就會自己動起來，好像不去走一圈就怪怪的。

　　就這樣愈走體重愈少，愈走血糖愈好，愈走身心都不老，也走出了 A1C 4.8 的好成績。50 年來從不曾運動的我，在邁入人生的第 51 年體會到什麼是運動讓人快樂的道理。小學糖裡有一位「KH」的糖友曾經分享了他運動的經驗，從快走變慢跑，到後來還參加了半馬，我現在已經很能體會他的心情，要不是行

動不方便、「走」的太慢，我也想參加半馬啊……。不知道有沒有哪個主辦單位願意辦一場「跛腳盃馬拉松」呢？

因為糖尿病，人生從此大不同

「不積跬步，無以至千里。」現在的我設定每個星期至少要走 10 公里，而以前認為天方夜譚的一天一萬步，現在也只是小菜一碟，很輕鬆就可以達成。

遇到減重停滯期很久囉！體重在 72 公斤左右一段時間了，雖然智抗糖一直有訊息叫我增加運動強度，但目前還沒有找到什麼動力加強……。只有每天一步一步慢慢走，走向美麗人生的康莊大道。

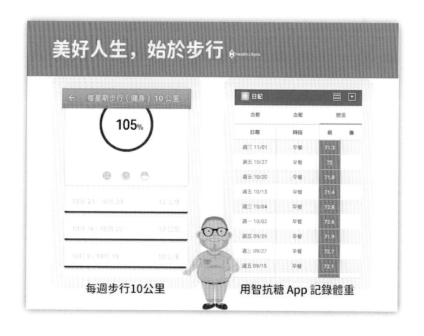

我曾經想，得了糖尿病 3 年來，我換到了什麼？健康的飲食，正常的作息，規律的運動，還有戒菸、戒酒等一切惡習，再加上身邊多了許許多多正面能量的糖友，我是不是應該感謝糖尿病？我的血糖，感謝你，我會一直好好對待你的，也請你保持這樣就好，不要再搗蛋了。謝謝你！

常見問題篇

　　面對糖尿病時，糖友內心常常充滿很多疑問，到底要如何控制血糖？明明吃的都差不多，為什麼血糖會不一樣？主要是因為血糖的變化除了跟我們的飲食有關外，其他的生理狀況、心理狀況和感冒發燒等問題，都會造成血糖的波動，而大家也常常會因為有糖尿病，就覺得很多事情都不能做或是不敢做，本章節整理了幾個糖友常遇到的問題，解決大家心中疑問。

第十章

營養師最常被問到的飲食問題

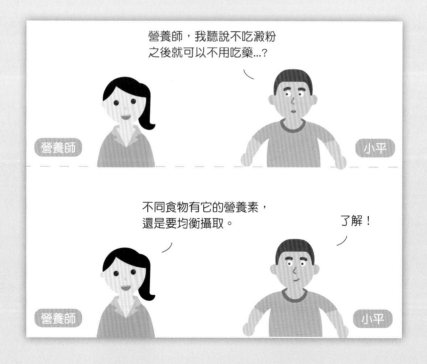

糖尿病出現腎病變時，飲食該如何吃？

　　腎功能不好時，很多糖友常被提醒飲食要低蛋白、低鹽、低磷、低鉀，如果再加上原先糖尿病飲食的低糖、低油，種種限制加總起來，往往會讓糖友覺得：「我什麼都不能吃了阿！」或是認為飲食控制太困難，所以乾脆放棄飲食治療。事實上飲食與日常生活息息相關，只要擁有正確觀念，善用多項小技巧，飲食治療並沒有想像中的困難喔。

　　研究告訴我們：降低飲食中的蛋白質攝取量，有助於延緩糖尿病腎病變的惡化。只是，到底該怎麼做呢？接下來讓我們一起逐一看看適合腎病變糖友的飲食要怎麼吃！

腎病變適合吃哪些蛋白質 —— 三步驟了解蛋白質

第一步：了解哪些食物屬於蛋白質

　　蛋白質食物來源除了各式肉類、魚類、海產、蛋類、大豆製品外，還有麵粉製品、乳製品、乾豆類 (例如紅豆、綠豆) 以及堅果種子 (例如開心果、腰果、核桃等) 等食品，甚至是蔬菜也含有少許蛋白質。

第二步：計算身體需要多少蛋白質

　　一個腎功能正常的成年人所需的每日蛋白質是每公斤體重 1 - 1.5 公克蛋白質，如果腎功能指數 eGFR<45，每日蛋白質的需要量則是每公斤體重 0.6 - 0.8 公克，以一位 60 公斤有腎病變的成年人而言，每天蛋白質需要量是 36 - 48 公克。

第三步：了解哪些食物是優質蛋白質

1. 豆魚蛋肉類屬於優質蛋白質

　　研究建議：蛋白質攝取至少要有一半以上是來自優質蛋白質。優質蛋白質指的是富含有多種人體所需的必需胺基酸，且身體吸收、利用率高的蛋白質，例如黃豆製品、魚類、蛋、肉類、乳製品都是屬於優質蛋白質。

　　當腎病變來到第 3 - 5 期時，會建議糖友限制蛋白質攝取，但這不是指完全不能吃肉，而是要慎選蛋白質來源，多以優質蛋白質為主，可以適量吃雞肉、鴨肉，或是改吃魚肉、豆腐、豆皮等代替。因為這些食物營養價值高，含有多種人體必需胺基酸，對於提升自身免疫力、維持肌肉量、維持體力都很有幫助。雖然蛋黃、鮮乳、保久乳、起司片等乳製品同樣也富含優質蛋白質，不過這些食物同時含較高的磷，對於腎功能不好的糖友來說，則不太適合。

2. 少吃麵粉製品、乾豆與堅果類

　　當腎功能開始下降，建議糖友儘量避開麵粉製品 (例如麵包、麵條、餃子)、乾豆類 (例如紅豆、綠豆)、堅果類 (例如花生、腰果、核桃) 等食物。

　　雖然這些食物也富含蛋白質，但當中的必需胺基酸未必完整，或是身體對這類蛋白質的利用率較差，所以在蛋白質營養價值上比較不理想，建議少吃。當想換換口味時，可改吃米粉、冬粉、米苔目、水晶餃等低蛋白食物更為合適。

糖尿病腎病變飲食的六大原則

　　剛罹患糖尿病，開始進行飲食控制時，常被鼓勵減少白米飯、麵食，多選擇「粗糧」例如糙米、十穀米、南瓜、山藥等，來增加纖維的攝取；同時增加蔬菜、肉類來維持飽足感；正餐之間也鼓勵攝取堅果食物，例如黑芝麻、核桃等，來增加含醣量少又營養價值高的植物性油脂；水果方面，血鉀正常的糖友一天可以攝取不超過 2 份，對於種類則沒特別限制。

　　但當出現腎病變時，就必須考量到腎臟對蛋白質、磷、鉀等代謝是否還能負荷，所以需要限制高磷食物，針對糖尿病腎病變的飲食原則如下：

- **蛋白質**：以攝取優質蛋白質為主，如魚類、肉類、黃豆製品、蛋。

- **水果**：選擇含鉀量低的水果為主，如粗梨、蘋果、葡萄、蓮霧、鳳梨等，至於楊桃，不建議腎病變糖友食用。
- **蔬菜**：將蔬菜川燙後不拌肉燥，但可以拌點橄欖油、苦茶油，增加風味與營養。
- 不喝久熬的雞湯、火鍋湯，以及火鍋料等加工食品。
- 少吃乾豆類 (如糙米、薏仁、紅豆、綠豆)、堅果類 (如腰果、核桃、瓜子) 及乳製品。
- 磷結合劑 (降磷藥) 隨餐服用，除了正餐之外，喝咖啡、吃茶點時也都要搭配磷結合劑，整體降磷效果才會好唷！

　　實際限制磷、鉀的飲食治療要嚴格到何種程度，並沒有絕對答案，還是得看每個人的飲食習慣和血磷、血鉀變化中取得平衡，建議腎病變糖友把握每次抽血報告的時間，與營養師討論目前的飲食模式是否需要調整。

　　當身體出現糖尿病腎病變的警訊，並不表示一定會走向洗腎的命運，好好留意身體發出的各種警訊，將血糖、血壓、血脂控制得宜，可以減少併發症的發生或降低惡化速度，並保障自己晚年的生活品質。

糖尿病減重該如何開始？

　　1993 ～ 2014 年間三次的國民營養調查 (NAHSIT) 發現：台灣成人肥胖率已從 9.7% 逐漸上升到 22.1%，表示體重管理是受重視的議題。

　　對第 2 型糖友來說，將 BMI 控制在 18.5 ～ 23.9 之間、男性腰圍 <90 公分，女性腰圍 <80 公分，可幫助穩定血糖、血壓與血脂，減少胰島素阻抗，讓胃食道逆流、脂肪肝、睡眠呼吸中止症等問題獲得改善。既然減重的好處多多，我們如何將減重落實到生活當中？

糖尿病減重怎麼做？控制飲食為主，運動為輔

　　食物是身體獲得熱量的主要來源，透過「吃」來攝取足夠能量，再藉由日常活動、運動與基礎代謝把攝取的熱量消耗掉。所攝取的熱量過多，就容易形成脂肪囤積在體內，所以我們會發現：控制攝取的熱量，遠比運動消耗熱量來的效益高。如果能好好檢視自己的飲食內容，便能控制一天當中八成的熱量，剩下的兩成再透過運動來消耗，那麼達到理想的體重便不再是遙不可及的夢！

糖尿病減重飲食 3 步驟

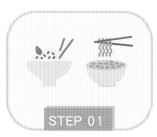

STEP 01

攝取定量的含醣食物

攝取定量的含醣食物

　　「定量的含醣食物」，就是十分實用的飲食概念。開始減重前，建議先向營養師詢問應攝取多少醣分，營養師會依照個人狀況，建議每餐攝取的醣類份數，例如米飯、麵、水果或乳製品等。接著，便可以更進階了解不同食物的熱量密度，從中搭配營養均衡、熱量密度低的一餐！

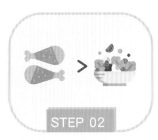

多攝取熱量密度低的食物

什麼是熱量密度呢？簡單來說，熱量密度愈高的食物，所含有的熱量愈高，舉例來說，同樣 100 克的開心果與小番茄，開心果屬於油脂類，熱量約 320 大卡；小番茄僅約 34 卡，比起開心果，小番茄的熱量密度就低很多。

所以當你想降低一天的熱量時，先檢查您吃了多少油吧！一般常見的炒青菜、糖醋魚、炸物，往往含有許多油脂，如果將炒青菜改為燙青菜、糖醋魚換成清蒸鱈魚，或湯麵不喝湯，每餐便能減少約 100 - 200 大卡的油脂。

STEP 02

檢查每日吃了多少油脂

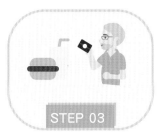

養成知道自己吃什麼的習慣

很多人會說：「我不是學營養的，算熱量太難了我不會。」但即便是營養師，也不會餐餐計算自己吃進多少卡路里。享受食物的當下，還要掏出計算機加加減減，太煞風景！換個角度想，為什麼營養師們不擔心自己吃進太多熱量？

關鍵在於：知不知道自己吃了什麼。

開心果、蛋糕和水果，哪個是你常吃的點心？想去超市買點乾糧放家裡，雞汁洋芋片、蔥味蘇打餅乾，你挑了哪個呢？下午三點，想吃點東西提振精神，你會先瞄一眼餅乾的食品標示和成分嗎？晚餐時間，白飯默默地少吃兩口。不用刻意計算熱量，只要注意自己吃了什麼，下一餐再做點補救措施。這兩個不經意的小動作，日積月累下來，便可形成控制體重的良好飲食習慣！

STEP 03

養成知道吃什麼的習慣

糖尿病減重也要靠運動

開始減少攝取熱量後，會遇到減重的第二關卡：如何提升熱量消耗。增加運動量，是糖尿病相關研究中最常被建議的方法。運動可分為有氧運動、肌力訓練兩大類：

有氧運動　目的是消耗身體原先儲存的脂肪，常見的有快走、慢跑、騎腳踏車、游泳、爬山等，如果糖友能每週運動 3 次，每次至少 30 分鐘以上的有氧運動，即可有效達到減脂目標。

肌力訓練　可以增加身體的肌肉量，提高基礎代謝率。因肌肉細胞所需的能量比脂肪細胞多，當體脂肪低、肌肉量高，即使在休息狀態，身體也會消耗較多的熱量，這也是有些人吃多卻不胖的關鍵。

體重過重的糖友，可以先從有氧運動開始，再交替加入重量訓練。

有氧運動要選擇快走還是慢跑？

對於沒有運動習慣、體型較重或膝關節不好的人，建議以快走為主，漸進式地增加自己的運動量及強度，養成快走的運動習慣可降低空腹血糖，也可改善飯後血糖及胰島素濃度。

有運動習慣的人可以慢跑為主，除了增加熱量的消耗，也能訓練心肺耐力及肌耐力。糖友可以利用快走、慢跑交替，才不會太快疲憊，延長運動時間，例如快走 2 分鐘、慢跑 1 分鐘交替進行，可增加熱量消耗，也較能保護膝蓋不受傷。

快走與慢跑交替的運動型態比起持續的快走，體脂肪顯著下降，且更有助於血糖的控制，糖友們可以依自己體力嘗試看看。減重期間，如果發現體重下降的速度減緩、或是進入體重停滯期的話，不如搭配一些肌力訓練，或許會有意外的效果喔！

糖尿病營養品
多吃多健康？

　　市售有很多糖尿病配方的營養品，穩定配方、加鉻配方、高纖、低 GI，種類繁多。有些人以為標榜糖尿病配方的奶粉對血糖沒有影響，所以就買來孝親或者是當養生補品喝，但事實上，營養品只是讓血糖穩定上升，並降低上升的幅度，喝多了，一樣會讓血糖飆高。

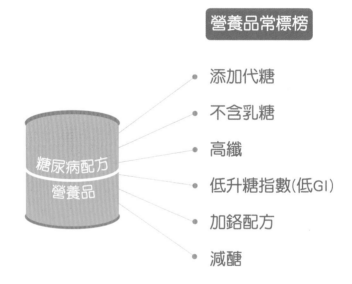

營養品常標榜

糖尿病配方
營養品

- 添加代糖
- 不含乳糖
- 高纖
- 低升糖指數(低GI)
- 加鉻配方
- 減醣

糖尿病營養品常見配方

高纖

　　添加難消化性麥芽糊精、菊糖纖維等膳食纖維，可延緩血糖上升速度，還可增加飽足感。建議平常可多攝取青菜，一天至少 3 碟，將白飯改成糙米飯，也可以增加纖維的攝取。

加鉻配方

鉻是胰島素執行功能時的伴隨因子，主要有 (1)增加胰島素的結合能力、(2)增加胰島素的接受體數目、(3)增加肝臟、肌肉、脂肪組織的葡萄糖運輸的功能。

現在許多產品會特別標榜添加鉻，但糖尿病患者的血糖控制並非只靠補充鉻元素或特定成分，還是得做每日整體的飲食規劃，從日常飲食中也可以獲取鉻，如糙米、酵母、乳製品、豆類、香菇、雞肉等。

不含乳糖

乳糖的結構是由 1 分子葡萄糖和 1 分子半乳糖縮合形成。進入胃腸道，乳糖會消化分解為葡萄糖和半乳糖，然後進入血液。也就是說，只有一部分成為血糖 (葡萄糖)，另一部分 (半乳糖) 不會增加血糖。有乳糖不耐症的人可以喝，降低醣類攝取。

低升糖指數 (低 GI)

利用添加膳食纖維來降低血糖上升幅度。一般市售的牛奶也是屬於低升糖指數的食物，對糖友來說是不錯的選擇。

添加代糖

利用代糖來增加甜味，而不增加總醣量。

減醣

將三大營養素的比例做一些調整，降低醣類的比例，增加「油脂」或「蛋白質」，這兩種營養素對餐後的血糖影響較醣類少，但腎病變患者必須謹慎使用此類營養品。

如何知道自己是否適合糖尿病營養品

如果你有乳糖不耐症，平常青菜又吃很少，財力的預算足夠，那糖尿病配方牛奶就是方便又能讓血糖穩定上升的選擇；如果你沒有乳糖不耐症，財力預算不足，建議購買一般的乳製品，並在日常飲食中多攝取青菜和全穀雜糧類的食物，一樣能讓血糖穩定不會上升得太快，甚至減少上升幅度喔！

糖尿病適合生酮飲食嗎？

　　許多糖友都有過這種想法：「既然是糖尿病，那我就把飲食中的醣減少甚至不吃，是不是血糖就不會上升了？」當飲食中攝取的醣低到一個比率時，就叫「生酮飲食」，而糖友適不適合生酮飲食？我們先來了解一下生酮飲食的原理。

生酮飲食是什麼

　　根據台灣的每日飲食指南建議，均衡飲食較恰當的三大營養素比例為：蛋白質 10-20%、脂質 20-30%、醣類（碳水化合物）50-60%，其中醣類 (碳水化合物) 占一半以上，在體內分解成葡萄糖，提供身體主要的能量來源。而對於糖尿病患而言，並沒有最理想的三大營養素分配比例，須依個別性需求調整。

　　生酮飲食在三大營養素的比例為：蛋白質 20%、脂質 75%、醣類 (碳水化合物) 5% (Eric Crall 版生酮飲食)，在醣類攝取不足的情況下，身體無法從醣類獲得足夠的能量，進而以肝臟分解脂肪產生的酮體當成能量來源，這種以高脂肪、低碳水化合物的飲食，促使酮體成為身體能量的主要來源，叫做 「生酮飲食」。

生酮飲食運用在糖尿病的實際案例

　　生酮飲食，最早是用來治療癲癇的病人，能有效改善其症狀，而近幾年愈來愈多人將它運用在減重或控制血糖上，也都有一定的效果。

　　2017 年有人做過一項實驗，針對糖尿病第 2 型患者以及糖尿病前期病患，分成兩組，一組採用生酮飲食和生活方式的改變 (運動、睡眠、積極正向情緒)，一組則依照美國糖尿病衛教學會的飲食建議，醣類攝取一天至少 130 克。兩組進行了 32 週的觀察計畫，最後結果顯示使用生酮飲食的組別在糖化血色素 (HbA1c) 和體重的下降方面都顯著低於對照組。不過，這裡要注意的是：由於這個研究只追蹤 32 週，仍無法證實生酮飲食可以長期幫助糖尿病患控制血糖。

2014 年 Laura R. Saslow 等人發表的論文，一樣是將受試者隨機分成 LCK 組 (低碳水化合物、高脂肪) 和 MCCR 組 (適度碳水化合物、低脂肪、限制熱量)，其中兩組都還需接受飲食、行為改變等糖尿病相關的營養知識教育課程，在 3 個月的介入下，兩組在體重和糖化血色素都有下降，但 LCK 組在體重與糖化血色素的下降，有顯著低於 MCCR 組。

　　以上兩個研究，雖然都顯示生酮飲食在降血糖與降低體重效果比較好，但並沒有針對生酮飲食是否適合長期使用，使用後是否會有副作用、對身體有沒有其他危害等影響，進行太多的著墨。

什麼類型的糖尿病適合嘗試生酮飲食？

　　對於一般人來說，並不特別鼓勵嘗試生酮飲食，如果可以用健康的方式瘦身以及控制血糖，對身體的危害是最小的，也最容易長期維持體態。不過針對有第 2 型糖尿病，且有體重過重困擾，一直找不到瘦身方法的糖友，可以在醫師的同意下，建議以三個月為單位，嘗試生酮飲食。

風險與細節

1. 酮體的產生有時會造成噁心、嘔吐、脫水，嚴重者可能影響心臟功能及死亡。
2. 必須與醫療團隊配合，確認藥物是否需要調整，避免低血糖的發生。
3. 不可自行貿然停藥。
4. 採取生酮飲食期間，必須仔細觀察血糖與體重變化。
5. 必須搭配規律的運動以及肌耐力訓練，預防減重期間肌肉量流失過多而降低基礎代謝率。
6. 以三個月為單位嘗試，不宜長期採用生酮飲食。

副作用

1. 骨質疏鬆。
2. 腎臟結石。
3. 心臟受損。
4. 若藥物沒有配合，可能會有低血糖情況發生。

建議採取任何飲食方式前都先與醫療團隊諮詢

　　在資訊發達的年代，很多人容易因為坊間的偏方或是暢銷書籍的介紹就一窩蜂的執行某種飲食計畫，但是否真的適合自己，吃了會不會有副作用，其實需要更仔細地評估自己的身體狀況，徹底了解其飲食概念。

　　想要執行任何控糖或是減重計畫前，建議一定要跟您的醫療團隊做討論，有醫療團隊的協助下，會讓你在執行上更加安心與安全！

低 GI 飲食該怎麼吃？

　　GI 值是什麼？為什麼同樣分量的醣類食物會對血糖變化有不同的影響？為什麼吃高 GI 食物容易餓？

什麼是 GI 指數？

　　升糖指數 (Glycemic index，簡稱 GI) 用於衡量醣類對血糖的影響。醣類經身體消化代謝後成為葡萄糖，也就是血糖。同樣分量的醣類食物，分解代謝成血糖的速度也不同，而被代謝的速度就是升糖指數。GI 值愈低的食物，血糖上升較少，容易維持血糖的穩定性。

　　而高 GI 食物讓血糖上升和下降都較快速，所以容易覺得餓，又因為餓而吃更多，且胰島素大量分泌，容易形成體脂肪，造成肥胖。攝取低 GI 食物，反之會讓血糖變化較穩定。

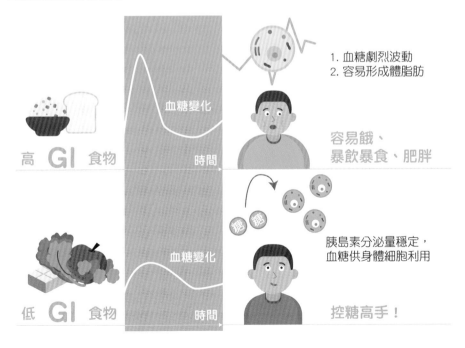

影響食物 GI 值的因素

- 澱粉類型：直鏈澱粉比支鏈澱粉的升糖指數更低。例如，白米 < 糯米。
- 纖維量：纖維含量高，GI 值較低。
- 酸含量：酸減慢了胃排空，因此減緩了醣類的消化吸收。例如，檸檬 < 西瓜。
- 食物加工：加工愈細，需要的消化時間愈短，GI 值愈高。例如，原片燕麥片 <1 分鐘即熟燕麥。
- 烹調：烹調使得澱粉吸水，軟化食物，消化時間變短，GI 值高。例如，義大利麵煮 10-15 分鐘 < 義大利麵煮 20 分鐘。

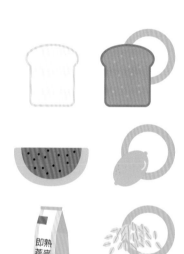

纖維量高

纖維量愈高，GI愈低。
以纖維量較高的全麥麵包為例，其GI為69；
而白麵包則為88，屬高升糖指數食物。

酸含量高

酸減慢了胃排空，因此減緩了醣類的消化吸收。
例如，檸檬 < 西瓜。

精緻度低

加工愈細，需要的消化時間愈短，GI愈高。
例如，原片燕麥片 < 1分鐘即熟燕麥。

烹調方式

烹調使得澱粉吸水，軟化食物，
消化時間變短，GI高。
例如，義大利麵煮10-15分鐘 < 義大利麵煮20分鐘。

升糖指數比一比

營養素不同，GI 值也會有異。無論是從熱量或 GI 值考量，蔬菜都是最優的選擇，豆魚蛋肉類及油脂類 GI 值偏低，但大量攝取會造成熱量、蛋白質、油脂攝取過多。

要注意的是，低 GI 並不完全等於血糖都不會上升，低 GI 的醣類食物總量吃多了，例如糙米飯一次吃了 2 - 3 碗，血糖仍會大幅增加！

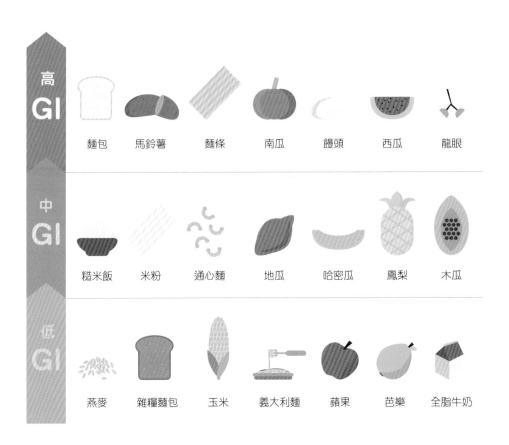

高 GI	麵包	馬鈴薯	麵條	南瓜	饅頭	西瓜	龍眼
中 GI	糙米飯	米粉	通心麵	地瓜	哈密瓜	鳳梨	木瓜
低 GI	燕麥	雜糧麵包	玉米	義大利麵	蘋果	芭樂	全脂牛奶

工作應酬聚餐可以喝酒嗎？

　　朋友間的聚會或工作應酬，難免要喝一杯，有糖尿病的人難道只能滴酒不沾，拒酒精於千里之外嗎？其實只要了解飲酒對血糖的影響，還是可以適量的飲酒，不破壞聚餐興致。

　　適量的酒精對心血管疾病有一定的益處，它可藉著增加高密度膽固醇的濃度、增加血栓溶解的能力、減少血小板的聚集等作用來減少心血管阻塞 (即心臟病) 的發生，所以適量飲酒是可以被接受的喔！

酒精與血糖的影響

　　那麼酒精會造成血糖降低嗎？它又是如何影響血糖波動呢？飲酒對糖尿病患來說有什麼風險？

1. 空腹喝酒容易造成低血糖

　　空腹時，酒精會抑制糖質新生作用、抑制肝糖的分解、減低胰島素抗性，造成低血糖。且少量的酒精即可能引發此機制，對於已服用降血糖藥物的病人尤其危險。所以，不空腹飲酒，是糖尿病病患飲酒的一大前提。

2. 飯後飲酒導致血糖偏高

　　與空腹飲酒不同，飯後飲酒會使周邊胰島素的抗性增加、刺激肝糖分解而造成飯後血糖偏高。對血糖控制不佳的病人，特別是有高血糖急症的高危險群，更有造成糖尿病酸血症之可能。所以，血糖控制良好，是糖尿病病患飲酒的第二大前提。

3. 飲酒增加其他糖尿病相關的風險

　　過度飲酒會增加血中三酸甘油酯濃度，增加胰臟炎的發生率，提高死亡率。

糖尿病可以喝多少酒

飲酒量的計算

到底喝多少才算是適量飲酒呢？每個國家單位酒精的數值不一，因此你可能會看到不同的飲酒量建議。在台灣，一個酒精當量約等於 15 克酒精。可以用公式換算每瓶酒所飲下的酒精總量 (公克數)。

每瓶酒精含量 (克) = %(濃度或酒精度數) X c.c. 毫升數

糖尿病飲酒的建議量

沒有特殊禁忌的糖尿病病人，在不空腹飲酒，且血糖控制良好的兩個前提下，男性每天最多飲用 2 個酒精當量；女性每天最多飲用 1 個酒精當量。

1 酒精當量提供 90 大卡的熱量，所以，對於想控制體重的人，也要多留意，過度飲酒，也會使體重在無形之中增加，造成健康上的威脅。

1 酒精當量 = 約相當於啤酒 375 毫升 (酒精濃度 4%)
= 水果酒 150 毫升 (酒精濃度 10%)
= 白蘭地 40 毫升 (酒精濃度 40%)
= 高粱酒 30 毫升 (酒精濃度 53%)

在台灣，**一個酒精當量**約等於**15g酒精**

每瓶酒精含量(克)＝%(濃度或酒精度數)x c.c 毫升數

糖尿病患飲酒的**兩大前提**

男性　　**女性**

① 不空腹飲酒

② 血糖控制良好

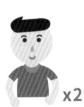

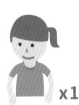

x2　　　x1

每天最多飲用　　每天最多飲用
2 個酒精當量　　1 個酒精當量

糖尿病飲酒小撇步

如何預防飲酒對糖尿病的危害呢？注意事項如下：

- 不空腹飲酒，需正常進餐、服藥，並且檢查血糖數值。
- 一定要攜帶糖果在身邊，在低血糖發生時可以馬上補充。
- 為防血糖過低而暈倒，請確保同伴知道你的低血糖徵兆和症狀，以及如何處理低血糖。
- 佩戴糖尿病識別物，如手鐲或項鏈。
- 替自己倒酒以控制飲酒量，並且用無糖混合配料或開水來稀釋。
- 慢慢飲酒不要豪飲，第二杯儘量喝不含酒精之飲料。
- 睡前再次檢查血糖。如果血糖低於平常水平，吃一份含醣食物。

糖尿病不宜飲酒的情況

- 懷孕或正準備懷孕。
- 哺乳期間。
- 正計劃開車或從事需要集中注意力的活動。
- 血糖控制不佳，或是經常發生低血糖。
- 肝臟功能不佳者。

若正在服用某種藥物，建議要向醫師或藥劑師諮詢藥物以及藥物與酒精的交互作用喔！無論有沒有糖尿病，為了自己的健康，都應遵守飲酒原則，適量飲酒以避免飲酒帶來的危害。

第十一章

那些年，我們都有過的控糖問題

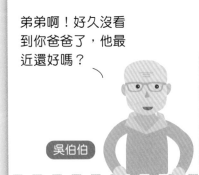

弟弟啊！好久沒看到你爸爸了，他最近還好嗎？

吳伯伯

我爸最近被診斷出糖尿病，先在家休息

張小弟

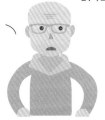

唉喔那可不好喔！千萬不要叫你爸打胰島素，聽說打胰島素會導致洗腎！

謝謝李伯伯關心，醫師和衛教師都有說，

洗腎跟打胰島素沒有直接關係喔，血糖控制不好才會洗腎。

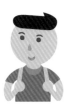

為什麼空腹血糖會偏高？

「一整晚都沒有進食，早上血糖值應該降很多，為什麼都沒降？」

「為什麼睡前血糖很正常，早上空腹血糖會偏高？」

如果您也有以上兩種情況，除了飲食不正常或壓力問題以外，很有可能是「黎明現象」或「梭莫基效應」所導致。

為什麼晨起血糖會偏高？

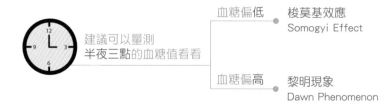

建議可以量測
半夜三點的血糖值看看

血糖偏低 ● 梭莫基效應
Somogyi Effect

血糖偏高 ● 黎明現象
Dawn Phenomenon

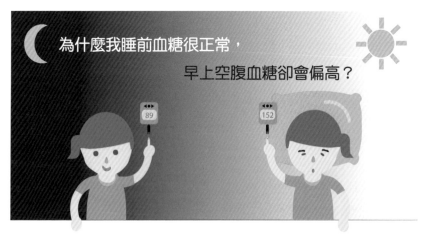

為什麼我睡前血糖很正常，
早上空腹血糖卻會偏高？

89　　152

糖在體內如何維持平衡

　　吃進含醣食物後，身體會將醣分解成葡萄糖，由胰島素幫助將葡萄糖給身體細胞利用，也會在肝臟儲存成肝糖。當血糖偏低時，體內升糖素就會分泌，促進肝糖分解維持血糖的濃度。半夜睡眠期間沒有進食，但身體還是需要基本的能量，所以由肝臟的肝糖分解來提供，維持正常的血糖值。

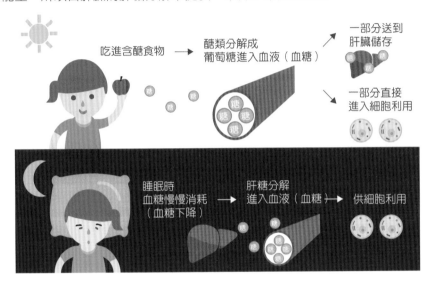

黎明現象

　　糖友在夜間血糖平穩無低血糖發生，接近黎明時（約凌晨 3-4 點），因體內相關賀爾蒙分布不平衡，而有血糖逐漸升高的現象，如果凌晨 3 點血糖是 110mg/dL，早上空腹血糖 140mg/dL，就高度懷疑有「黎明現象」。

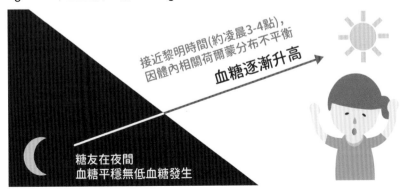

導因：

- 胰島素分泌不足或利用率不佳。
- 糖友清晨生長激素濃度升高，或升糖素較早分泌，也會拮抗胰島素的生理作用。
- 糖友在清晨時其肝臟本身的葡萄糖生成會增加，但其周圍組織細胞對葡萄糖的利用不佳，導致葡萄糖在黎明時分出現高血糖現象。
  建議與醫師討論是否用藥須做調整。

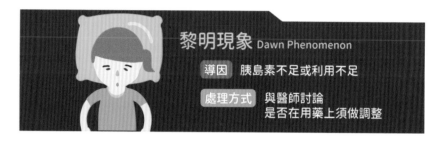

梭莫基效應

　　糖友睡前血糖正常，在凌晨 3~4 點間發生低血糖現象，而使體內賀爾蒙作用增強，引發葡萄糖新生作用，產生反彈性高血糖。

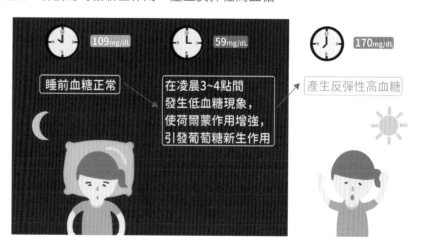

導因：

- 胰島素過量。
- 飲食攝取不足。

  建議睡前補充點心，或是與醫師討論是否用藥須做調整。

黎明現象與梭莫基效應的比較

　　由下圖可以看出，「黎明現象」是半夜到清晨，血糖持續升高；「梭莫基效應」則是血糖半夜降低再大幅升高。

　　所以當你發現你睡前血糖都正常，但晨起血糖卻異常偏高，建議可以測量半夜三點的血糖值看看，確認你是屬於哪一種現象。

　　當然如果半夜睡不好或是飲食不正常、壓力過大等因素，也都會導致晨起血糖偏高的現象。可以利用智抗糖 App 將血糖、藥物、飲食與運動做詳細的記錄，找出問題點，或是可以進一步與醫療團隊做討論！

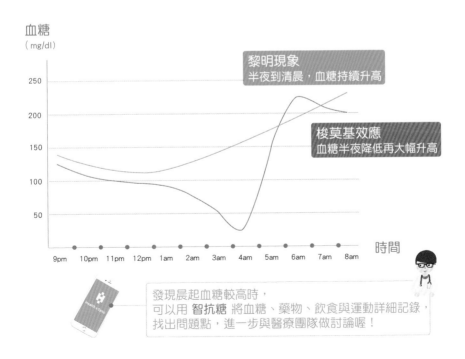

血糖
（mg/dl）

黎明現象
半夜到清晨，血糖持續升高

梭莫基效應
血糖半夜降低再大幅升高

時間

發現晨起血糖較高時，
可以用 **智抗糖** 將血糖、藥物、飲食與運動詳細記錄，
找出問題點，進一步與醫療團隊做討論喔！

影響血糖升高的原因

　　從確診糖尿病以來，小花很努力調整飲食將 HbA1c 控制在 6.5 以下，一直以來血糖值都穩定良好，卻在今天突然飆到三百多，明明按時吃藥、飲食也都有好好控制，為什麼血糖還會不受控制？

　　血糖上升的原因很多，不全是因為沒控制好造成的，飲食、運動、藥物甚至是內分泌改變，都有可能影響血糖的波動。

高血糖的發生原因一：藥物

藥物使用方式錯誤：如果自行減少用藥劑量、沒有確實打胰島素，或是注射胰島素的方法錯誤，都有可能使血糖值超出標準。

服藥時間錯誤：忘記吃血糖藥，或錯過原本的服藥時間，都會影響血糖波動。

服用其他藥物：使用口服類固醇藥物、精神病藥物、利尿劑、降血壓藥 (乙型阻斷劑)、降血脂藥 (史塔丁) 或其它可能會造成血糖升高的藥物。

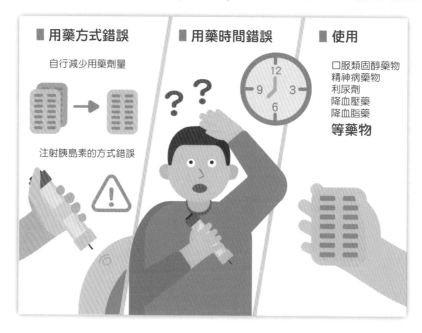

高血糖的發生原因二：內分泌改變

天氣變化：當天氣變冷或氣溫變化不定時，身體中的腎上腺素濃度會上升，導致胰島素敏感性下降，使得血糖升高。

睡眠品質：當睡眠品質不好，半夜翻來覆去、無法一覺到天亮時，交感神經的活躍會增加腎上腺素的分泌，導致胰島素敏感性下降。除此之外，熱潮紅等症狀也會讓睡眠品質不好，間接使血糖變得不穩定。

壓力、情緒不佳：心理壓力增加，身體會分泌更多腎上腺素，使血糖升高。

感冒：體內抵抗外界壓力的賀爾蒙增加，造成胰島素敏感性下降，胰島素作用變差，血糖升高。

女性生理期：卵巢會分泌雌激素及黃體素兩種賀爾蒙，因為兩種賀爾蒙濃度的高低起伏，血糖的濃度也會隨之改變。

- 在月經結束後，卵巢會分泌雌激素，使得胰島素敏感度增加，血糖較為降低。
- 在生理期前一週，黃體素分泌量增加，胰島素敏感度下降，血糖也跟著上升。

更年期：這段期間內，雌激素、黃體素分泌紊亂，使得血糖波動幅度大。另外，也有部分更年期女性的體重會增加，導致胰島素阻抗上升，血糖也會因此升高。

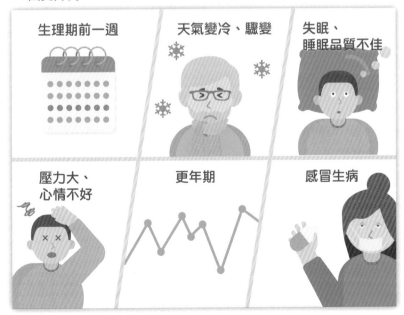

高血糖的發生原因三：飲食

進食沒有定時定量。

選擇升糖指數高的的食物，例如：油飯、肉羹麵。

錯誤的飲食觀念，亂用偏方就不吃藥、不控制飲食等。

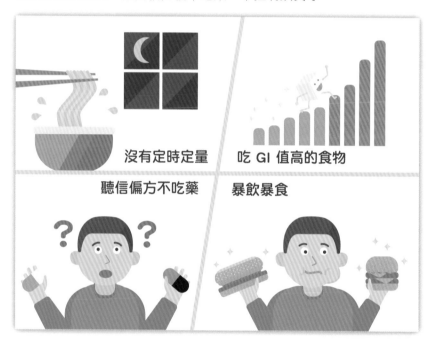

高血糖的發生原因四：運動

運動強度過強、時間過久：運動會使交感神經興奮、腎上腺素分泌量增加，並作用在肌肉細胞上，增加肝糖分解，讓血液中的血糖也跟著升高。之後，當身體的胰島素足夠時，葡萄糖進入細胞被利用，血糖就會下降。

運動前血糖已經很高：當身體血糖高於 250mg/dL 時，就會建議糖友先不要進行運動。此時血糖沒有辦法進入細胞中被利用，一旦開始運動，身體就會轉而分解脂肪、蛋白質等能量提供給細胞使用，導致血糖升得更高，甚至可能會增加體內酮酸濃度，讓身體出現不舒服的情況。

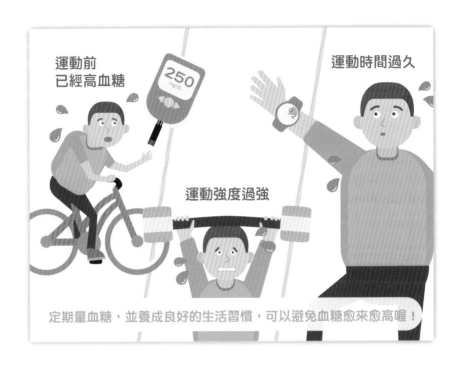

運動前
已經高血糖

250
mg/dL

運動強度過強

運動時間過久

定期量血糖，並養成良好的生活習慣，可以避免血糖愈來愈高喔！

認識血糖波動的原因，有效預防高血糖

　　除了瞭解血糖上升的原因外，平時也要維持良好的生活型態、定期監測血糖，協助血糖的控制。如果對自己的血糖波動有疑問，建議可以回診找主治醫師，避免血糖愈來愈高，進而導致併發症的發生喔！

常見胰島素治療的三種迷思

坊間流傳許多有關胰島素的迷思，例如施打胰島素就要開始洗腎、要打胰島素一輩子等，這些迷思不僅是病人心中難以翻越的一道牆，也成為許多醫師不斷面臨的難題。以下我們彙整出三種常見的胰島素治療迷思，或許您心中也曾有過這些疑問。

迷思一：施打胰島素表示我要洗腎了？

破解：

胰島素是所有糖尿病治療中對身體傷害最少的，雖然施打劑量過多，會有低血糖風險，但對於肝、腎功能不好的糖友來說，其實是一大福音，因為胰島素不會在肝、腎代謝，所以肝、腎功能不好的糖友也可以使用胰島素。

施打胰島素並不會造成需要洗腎。會洗腎的最主要原因，是因為血糖控制不佳，導致腎功能惡化，等到大部分的藥都不能用，或無效時才願意使用胰島素。然而腎病變一旦到了晚期，即使血糖控制再好也很難恢復，所以才會有打針沒多久，就要洗腎的錯誤印象。

迷思二：打了胰島素表示我要打一輩子了？

破解：

如果是第 1 型的糖友，胰島素是唯一的選擇，所以要與它和平共處。

如果是第 2 型的糖友，愈早施打胰島素，並將糖化血色素 (HbA1c) 控制在 7% 以下，不但劑量可以愈打愈少，甚至還可以停用胰島素，改使用少量的口服藥物，並搭配飲食和運動維持良好的血糖值，不過，胰島素治療改為口服藥的前提必需是：還沒有其他併發症的發生，所以愈早將血糖控制下來，愈可以降低併發症的風險喔。

迷思三：打胰島素會上癮，劑量會愈打愈多，體重也會一直上升？

破解：

　　當發現自己的劑量愈打愈多且體重一直增加時，請先試著回想：是不是每次回診血糖都控制不好？所以醫生才會一直增加胰島素劑量呢？血糖控制不好的原因，是不是因為飲食沒有做修正？還是常常發生低血糖，所以一直吃東西補糖，而吃太多血糖又飆高了。其實，最根本的原因，可能是自己的飲食內容與胰島素劑量沒有做好調整喔！

解決辦法：

　　請先與營養師詢問三餐分量該如何攝取，並搭配血糖監測，如果發現每次飯後 2 小時與飯前血糖差距都 >60mg/dL，表示你飲食吃過量，請先修正飲食；如果發現飯後血糖都偏低，甚至到下一餐前都會有低血糖發生，請將目前狀況讓醫生知道，或許醫生可以在胰島素的劑量上做調整。很多人都是在飲食未修正的情況下，就給醫生調藥，常常劑量與飲食內容是不相符的。所以才會有胰島素愈打愈多，體重愈來愈重的情況發生。建議先修正好自己的飲食習慣，醫生才能對症下藥，給予最大的協助。

我有糖尿病，
可以捐血救人嗎？

小智有第 2 型糖尿病，每當看到血庫缺血公告或路邊的捐血車，就有捐血念頭，但因自己有糖尿病，所以遲遲不敢行動，他的心中也不禁產生疑問：糖尿病到底能不能捐血呢？

使用降血糖藥且血糖控制良好的糖友可進行捐血

根據台灣血液基金會的「捐血者健康標準」第四條第五點表示：「如捐血者現患有梅毒、活動性結核病、糖尿病、心臟病、消化道潰瘍出血、高血壓、腎臟病、哮喘、感冒、急性感染、傳染病、過敏病症應暫緩捐血」；此外，第五條第五點也明確指出：曾注射牛胰島素等生物製劑者，歸屬於「永不得捐血者」。

一般使用口服血糖藥的糖友，只要在血糖控制良好的情況下就能捐血，捐血時不用出示檢驗報告，只要在捐血前完成面談即可，不過，如果是捐血前服用降血糖藥，仍無法有效控制的糖友或是血壓過高、過低情形、有心臟疾病、腎臟病等，還是建議暫緩捐血。

胰島素治療的糖尿病友則不符合捐血條件

如果是曾經或目前正以注射胰島素治療的糖尿病患者，是不符合捐血條件的，也就是不能參與捐血。主要原因如下：

1. 因為獲得血液的受血者對象不一定是固定的成年人，有可能是青少年或是嬰幼兒，如果有使用過胰島素的糖友去捐血，剛好受血者又為年齡較小嬰幼兒或體型小的孩童，那麼在血液中所殘存的胰島素含量可能會對孩童造成危害。

2. 胰島素製劑本身仍存有一些潛在的感染機會與風險。所以不管是曾經或目前正使用注射胰島素治療糖尿病友，都無法再進行捐血。

　　對捐血中心來說，是否符合標準捐血條件，都是為了保護捐血人與受捐者的健康，所以才會有一定的捐血規定。想要幫助救人的同時，也要關心自己的血糖控制狀況是否良好，待血糖穩定後再捐出健康的血，也能及時伸出援手、讓更多受捐者受惠！

糖尿病會遺傳嗎？
——糖友可以懷孕嗎？

「我有糖尿病，會不會小孩也會有糖尿病？」

「我爸有糖尿病，那我也會得糖尿病嗎？」

「有糖尿病還可以懷孕生小孩嗎？」

上面這些問題應該是許多糖友、或是家中長輩有糖尿病的人會有的疑惑。到底糖尿病會不會遺傳？接著我們就針對不同類型的糖尿病來做講解。

第 1 型糖尿病會遺傳嗎？

第 1 型糖尿病的成因，主要是自己體內的免疫系統去攻擊胰臟細胞，導致胰臟分泌胰島素的 β 細胞功能受損，無法製造足夠的胰島素，維持血糖平衡。

自體免疫疾病的主要原因有：基因易感性的體質，加上環境誘發而導致。雖然有一點基因的關係導致，但主要還是來自環境的誘發像是病毒的感染、疫苗的注射、過早接觸牛奶配方奶等。如果媽媽是第 1 型糖友，小孩會有糖尿病的機率是 1-4%；如果爸爸是 1 型糖友，那小孩會有的機率是 3-8%，遺傳機率是相較第 2 型糖尿病低很多，所以一般比較不會說第 1 型糖尿病是因為遺傳造成的。

第 2 型糖尿病會遺傳嗎？

第 2 型糖尿病的成因，主要是胰臟功能的退化、胰島素阻抗所造成，與遺傳、肥胖、缺乏運動、年齡以及不良的飲食生活型態有關。目前研究指出，如果父母當中有 1 人有第 2 型糖尿病，那小孩會有第 2 型的機率是 40%，如果父母兩人都有糖尿病，小孩會有第 2 型的機率則是 70%。除了遺傳的關係外，加上一家人的飲食、生活型態類似，大大提升第 2 型糖尿病的發生機率，所以第 2 型糖尿病跟家族史與日常生活習慣息息相關。

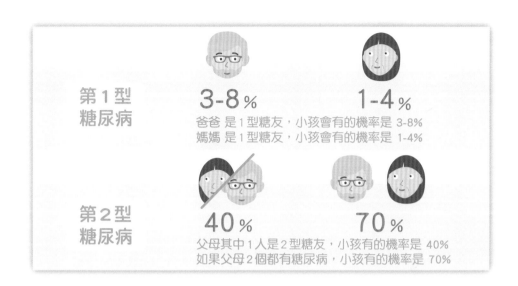

第1型
糖尿病

3-8%　　　　1-4%

爸爸 是1型糖友，小孩會有的機率是 3-8%
媽媽 是1型糖友，小孩會有的機率是 1-4%

第2型
糖尿病

40%　　　　70%

父母其中1人是2型糖友，小孩有的機率是 40%
如果父母2個都有糖尿病，小孩有的機率是 70%

妊娠糖尿病會遺傳嗎？

妊娠糖尿病是懷孕婦女，在孕期後期身體賀爾蒙的變化，讓血糖上升，當體內的胰島素不足以調控血糖，便可能在妊娠後期出現高血糖症狀。目前研究指出：懷孕時有妊娠糖尿病的媽媽，在生產完後，大部分血糖就會恢復正常，但媽媽與小孩日後會有糖尿病的機率也會比懷孕時血糖正常的媽媽高。

我有糖尿病，可以懷孕生小孩嗎？

很多有糖尿病的女性都擔心糖尿病會遺傳給小孩，所以不敢有懷孕的想法。有糖尿病的婦女，當然是可以懷孕，事實上，如果是第 1 型的糖友，會將糖尿病遺傳給小孩的機率是很低的，所以可以安心生產；但如果是第 2 型的糖友，雖然遺傳機率較高，但只要做好良好的飲食和生活習慣、維持規律的運動，讓子女從小也建立起正確的健康觀念，成年後也要定期做健康檢查，便能減少小孩之後罹病的機率。

不管是哪一類型的糖尿病，在懷孕期間，除了注意飲食均衡外，也要注意血糖的變化，適量的體重增加，可以減少糖尿病對胎兒可能造成的巨嬰症、高胰島素血症、高膽紅素血症、生長遲緩等傷害喔！

減重手術能治癒
第 2 型糖尿病嗎？

　　台灣的肥胖盛行率是亞洲第一，每 2 位成年男性中就有 1 位是肥胖或過重、女性為每 3 位就有 1 位，兒童則是每 4 人就有 1 位。肥胖與許多疾病都息息相關，例如代謝症候群、心血管疾病和關節疾病等，以第 2 型糖尿病來說，罹患率更是隨著肥胖比例上升而逐年增加。

　　對於重度肥胖的第 2 型糖友來說，若是透過藥物和生活型態的調整，仍無法將血糖有效控制下來，此時「外科減重手術」便是有效改善血糖的選擇之一。2007-2012 年的一項研究發現：進行胃繞道減重手術後的肥胖型糖友，其血糖狀況有顯著地改善，第 5 年時更有一半以上的患者糖化血色素 <7%，表示血糖控制效果很好。

所有第 2 型糖尿病都可以進行減重手術嗎？

　　根據糖尿病手術治療最新公告的「手術治療糖尿病專家指引白皮書」指出：若罹患第 2 型糖尿病的病人符合下列兩種情況，建議接受代謝性手術。

　　(1) BMI≧37.5，不論血糖控制好壞。

　　(2) 37.4≧BMI≧32.5，且在生活型態及藥物治療下血糖仍控制不良。

　　此外，如果第 2 型糖友的 BMI 介於 27.5 - 32.4 之間，在口服或胰島素治療下血糖仍控制不良，也可以考慮接受代謝性手術治療。

減重手術可完全治癒糖尿病嗎？

研究結果發現，透過減重手術治療糖尿病，確實是可讓第 2 型糖友在血糖控制上獲得很好的改善，部分糖友甚至不用每天服降血糖藥或注射胰島素，並讓糖化血色素降到 6% 以下。

若糖友的年紀較輕或罹病時間較短，且還沒使用胰島素，在進行減重手術後，經醫師評估後，有很大的機會可以不再需要服用任何降血糖藥；不過，如果罹病時間已超過 10 年或正在使用高劑量胰島素的糖友，雖然減重手術可以有效改善血糖，但可能還是要服用少量藥物來進行治療。

減重手術後的注意事項

雖然現今的技術純熟、照護品質提升，但糖友仍要注意長期併發症，或是手術後相關的問題，例如礦物質缺乏、骨質流失或是胰島素分泌過多導致低血糖等。

進行減重手術後，糖友不只需要注意血糖變化，也要持續檢視自己的飲食內容與營養，並維持良好的運動與生活習慣，才能持續發揮手術療效，控制好血糖與體重喔！

糖尿病要施打疫苗嗎？

每年只要到秋冬時節，就是流感及流感併發重症的時期，糖尿病會降低病人的免疫力，增加許多併發症發生的風險，所以建議糖友施打流感疫苗、肺炎鏈球菌疫苗、帶狀皰疹疫苗，幫助抵抗疾病。

流感疫苗

在台灣，流感主要好發在冬季，從 10 月開始病例數逐漸上升，到了隔年 3 月後逐漸下降，為歷年傳染病死亡第 1 - 2 位。

流感主要是透過口沫傳染，例如咳嗽或打噴嚏時將病毒傳播給其他人，尤其是在密閉環境、空氣不流通的空間裡，更容易造成感染；此外，流感病毒也可短暫存活在物體表面，所以流感也可以透過接觸傳染，例如手接觸到病患的口沫或鼻涕，再碰觸自己的口、鼻或眼睛而感染。

流感的主要症狀有：發燒、頭痛、肌肉痛、疲倦、流鼻涕、喉嚨痛及咳嗽等症狀。施打過流感疫苗的糖友可有效減低感染及流感致死率，日常除了血糖控制外，也要注意每年施打流感疫苗的資訊，接種流感疫苗以增加抵抗力喔！

公費接種對象

- 50 歲以上成人
- BMI ≥ 30
- 高風險慢性病人
- 重大傷病患者
- 孕婦及 6 個月內嬰兒之父母
- 罕見疾病患者
- 國中小學童

以上的幾個族群都是免疫力較弱、需要接種疫苗的對象。尤其糖尿病患者

常伴隨免疫功能不良，導致身體的抵抗力變差，受到感染時可能引起血糖升高、肺炎、支氣管炎、腦炎、心肌炎等併發症，容易增加致病率與死亡率，如果是已經合併心肺功能不良與腎臟疾病的患者，更是併發症的高危險群。

肺炎鏈球菌疫苗

肺炎是常見的肺部感染疾病，肺炎鏈球菌經常潛伏在人類鼻腔或經由飛沫傳染，一旦感冒或免疫能力下降時，肺炎鏈球菌就從呼吸道或血液入侵，導致中耳炎、肺炎、鼻竇炎、腦膜炎及敗血症等感染性疾病。

2017 年國人十大死因當中，肺炎排名第三，嚴重程度不可輕忽。如果血糖控制不佳、導致免疫力下降，肺炎鏈球菌便會開始活躍起來；再加上抗生素對於糖尿病患的治療效果，也不如一般人好，罹患肺炎後的致死率也較高。此外，如果治療時用到類固醇藥物，也會讓血糖控制惡化。所以建議接種肺炎鏈球菌疫苗，預防肺炎及其併發症。

公費接種對象

75 歲以上的長者可公費接種 1 劑肺炎鏈球菌多醣體疫苗，如果 65 歲以上的糖友已接種過該項疫苗，建議一年後再接種一劑結合型疫苗，增加長期保護力，但須自費。

帶狀皰疹疫苗

帶狀皰疹是由 VZV 病毒（varicella-zoster virus）所造成。VZV 病毒，就是引起水痘的病毒，當我們水痘復原之後，VZV 病毒會潛伏在我們身體的感覺神經節裡，如果免疫力下降，VZV 病毒就可能造成身體上的疼痛，並導致皮膚表面產生紅疹與水泡，所以為了避免受到帶狀皰疹的困擾，建議糖友施打帶狀皰疹疫苗。

接種對象

　　帶狀皰疹疫苗目前皆屬於是自費的，50 歲（含）以上未曾接種過帶狀疱疹疫苗者，不論之前是否有水痘或帶狀疱疹病史，建議接種 1 劑活性減毒帶狀疱疹疫苗。

如何施打疫苗

　　符合接種資格的糖友，請攜帶身份證及健保卡，兒童請攜帶兒童健康手冊與健保卡，並到各縣市衛生所、合約醫院、診所進行接種。

糖友出國旅遊
要做哪些準備？

「旅行的目的地並不是一個地點，而是看待事物的新方式。」每到了連假時期，是不是有很多糖友已經規劃好要出國旅行了呢？藉由旅行放下一整年的疲勞，是很好的調劑身心活動。糖友外出遊玩前，可以參考此份清單，了解旅行前後的注意事項，讓自己安心，家人放心，只要帶一顆愉悅的心盡情享受旅行！

旅行前的準備

1. 出國前，先至醫院申請英文版糖尿病治療摘要，以利胰島素、口服藥隨身攜帶並因應旅途中緊急就醫。病歷摘要在海關可證明身上攜帶的藥物不是禁藥。
2. 與衛教師討論旅行中食物及藥物的調整方法、臨時生病時的處理方法、需注射的疫苗。
3. 最好依旅行天數準備雙份藥品（尤其是長途旅遊者）以供臨時應變，如果可以的話一份自己隨身攜帶，另一份寄放在同行朋友那裡以免遺失。（其他包括胰島素針頭、空針、酒精棉及糖包也應備足數量。）

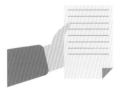
病歷摘要及處方，
如出國須至醫院申請
英文版糖尿病治療摘要

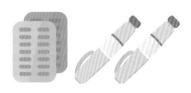
依旅行天數準備
雙倍藥品以供臨時應變

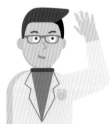
與衛教師討論旅行中
食物及藥物的調整方法、
臨時生病時的處理方法、
需注射的疫苗。

旅行中

1. 隨身攜帶糖尿病護照、識別卡或戴上刻有「糖尿病」字樣的項鍊或手鍊，一但有緊急狀況，利於旁人立即且適當的處置。

2. 搭飛機時，應將胰島素與口服藥置於隨身行李，不可置放托運的大件行李中，以免溫度過低破壞藥效。

3. 看到餐點在眼前才打針吃藥，以免發生低血糖。

4. 長時間搭乘交通工具，要比一般人更注意下肢循環不良，以免發生血栓動脈炎的問題，最好每隔 1 小時起身走動。

5. 除了適時做足部運動、按摩、走動，避免交叉雙腿或穿太緊的束褲之外，因機艙內濕度較低，適時補充水份也是很重要的。

胰島素與口服藥置於隨身行李，
避免氣溫變化影響藥效

隨身攜帶糖尿病護照、
識別卡或戴上刻有
「糖尿病」字樣的項鍊或手鍊

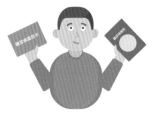

看到餐點在眼前才打針吃藥，
以免發生低血糖

長時間搭乘交通工具，
最好每隔1小時起身走動

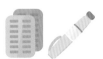

攜帶白開水、礦泉水或代糖飲料，
隨時補充水份

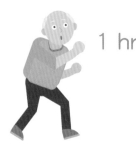
1 hr

旅行小撇步

1. **血糖自我監測**：出外旅遊用餐用量不定，加上行走時間長活動量增加，因此血糖變化不定，血糖自我監測的次數要增加，如感到不舒適時，立即的血糖測量是必要的，可以依血糖值，作為調整藥物胰島素劑量和飲食立即處理的準則。

2. **預防低血糖發生**：旅行中，當活動量較大、體力消耗比較多、肚子餓或用餐時間延遲時，必須先補充一份量的點心餅乾，以預防低血糖發生。如有低血糖症狀發生，要用一份量的糖果、糖包、飲料果汁立即處置，並使用血糖機測量血糖。

3. **皮膚保養**：注意旅遊地點的天氣情形，若高溫日曬多，防曬用品不可少，隨時補充水分以預防中暑；若是乾冷地區，則準備潤膚乳液，以免皮膚龜裂。

4. **足部照護**：準備兩雙適合走路的鞋子，以供替換，絕對不要穿著剛買的新鞋上路，並要穿白色棉質的襪子；備一支指甲剪，需要時隨時修剪指甲。

準備好享受你的渡假旅行

在計畫旅行的時候，糖尿病患者有許多注意事項，但只要你做好萬全的準備，糖尿病絕對不是你旅行的阻礙，好好享受旅行帶來的樂趣與驚喜！

第十二章

男女大不同！
這些問題也與
糖尿病有關？

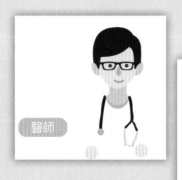

醫師

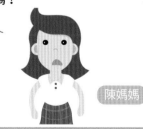

醫生，我最近上廁所時發現
排尿熱熱的，而且很痛，
這也和血糖有關嗎？

陳媽媽

如果血糖太高，
就容易有泌尿道感染
的問題發生，所以，
還是要好好控制血糖。

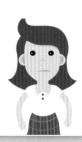

糖尿病會影響男性
勃起的功能嗎？

　　勃起功能障礙，俗稱「陽痿」，是指男性暫時或持續地無法維持足夠的陰莖勃起，以達到滿意的性行為。研究指出，台灣 40 歲以上的男性勃起功能障礙的整體發生率約 25%，且隨著年齡的增長，勃起功能障礙發生率也跟著提高，在 40-49 歲間，發生率 16%，但到了 70 歲以上發生率則可高達約 55%。而糖尿病發生勃起功能障礙的機率是一般人的三倍。

硬不起來的主要原因

　　造成勃起功能障礙的原因主要分為心因性與器質性兩種，器質性因素和心因性因素可能單獨存在或合併出現。

心因性因素　因為焦慮、壓力、憂鬱、與性伴侶之間的衝突等造成勃起困難。特徵是在某些事件發生後，勃起功能突然變差。

器質性因素　因血管、神經、內分泌系統或是陰莖海綿體異常所引起。患者通常合併有老化和慢性病，如糖尿病、高血壓、高脂血症等。患者的勃起功能呈現慢慢衰退。慢性病合併勃起功能障礙的比例為：糖尿病 64%，高血壓 52%，重度憂鬱症 90%，冠狀動脈疾病 61%，周邊血管疾病 86%。

糖尿病與性功能障礙的關係

　　與一般人一樣，糖尿病人的性功能障礙有可能是生理上的疲乏或是情緒因素所致。而糖尿病引起的性功能障礙是一種自主神經病變造成的，糖友的年紀愈大、發病愈久、血糖控制愈不好，就會愈容易有性功能障礙發生。除了有勃起功能障礙外，也有不少病人出現早洩、性慾減退及精液稀少等現象。

　　發生的原因主要是高血糖容易造成末梢神經血管的損傷，直接影響到陰莖勃起的功能。如果有糖尿病，又合併其他的慢性疾病，如高血壓、肥胖、冠狀動脈等疾病，發生機率就會更高。此外，除了血糖引起的神經病變，因為疾病造成的抑鬱或是焦慮如：無法滿足吃的慾望、飲食覺得被受限、被要求要運動等造成的壓力，也是導致心因性勃起功能障礙的原因。

性功能障礙的治療方式

- **心理諮商**：可以先與心理醫師討論，說出自己內心的疑惑，確認是心因性因素還是器質性因素導致。
- **口服藥**：威爾鋼、犀利士、樂威壯，有效反應約 5 成，患者生活品質獲得改善。
- **局部注射藥物**：前列腺素可經由陰莖海棉體注射，或尿道灌注兩種方式。
- **手術**：人工陰莖植入。
- **真空輔助器**

如何預防糖尿病性功能障礙

- 控制好血糖，是預防糖尿病神經病變導致性功能障礙的根本。
- 維持良好的生活習慣，不抽菸，適量飲酒，充足睡眠。
- 規律運動，增加體能。
- 適當的舒壓，排除心因性造成的性功能障礙。
- 與性伴侶有良好的溝通管道。

克服性功能障礙，伴侶幫幫忙

性只是親密關係的一環，有了伴侶的支持，治療也會更容易。

1. 了解男伴的心理

對許多男人而言，性能力是有關自尊的事，千萬別讓男伴接收到「你不行」的訊息，讓伴侶知道，他還是很有魅力，只是性機能的某部分出了點問題，並不影響你對他的愛。

2. 協助男伴尋求治療

讓男伴知道，尋求協助或是藥物治療是改善雙方性生活的手段，不是羞恥的事。可以在聊天中不經意地談論醫療資訊，慢慢地幫助枕邊人尋找適合自己的治療方式、與醫師做討論。

3. 主動激發性慾

擁有性生活不是例行公事，老夫老妻也可以有些小情趣。稍微做些小改變，像是把房間佈置的浪漫一點、來場久違的約會或是換上性感內衣，都對性生活會有幫助。

4. 溝通是「性」福的關鍵

糖尿病人也有性生活美滿的權利，親密關係是由兩人共同創造的。不溝通，愛終將衰亡；傾聽並理解對方的需要，溝通便成為親密關係的春藥。攜手解決性生活困擾，感情更加溫！

上廁所時那裡痛痛的？
——女性泌尿道感染

很多女性糖友在血糖控制不好、或被確診前都發現自己有泌尿道感染的問題，卻不知道原來是跟自己的高血糖有很大的關聯。

何謂泌尿道感染

泌尿道感染泛指細菌侵犯到腎臟、膀胱、輸尿管、尿道等泌尿道系統，造成身體發炎。在門診或病房內，泌尿道感染率極高。以女性來說，約有半數女性曾有過泌尿道感染，泌尿道輕微感染或許 7-14 天就能痊癒，但如果忽視不管感染症狀，也有可能產生嚴重感染、引發敗血症等全身性發炎問題。

泌尿道感染的可能原因

泌尿道感染可能發生在所有年齡層，包括小嬰兒與老年人。不過糖尿病患者有更大的機會罹患泌尿道感染。而常見的原因有：

一、糖友在罹病後自身免疫能力容易下降、抵抗力變弱、代謝變差。

二、長期高尿糖會讓尿道細菌獲得更為充足的養分，導致細菌大量繁殖。

三、自主神經異常，使得膀胱排尿功能不完全。

四、由於先天生理結構因素，女性的尿道較短，或是更年期後尿道與陰道黏膜萎縮，都會增加泌尿道感染的機會。

糖尿病與泌尿道感染的危險因素

1. 血糖控制差
2. 長期高尿糖
3. 長期服用抗生素
4. 糖尿病腎病變
5. 女性
6. 攝護腺肥大
7. 免疫抑制藥物使用者（免疫力差）

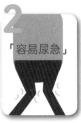
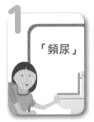

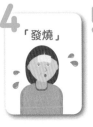

泌尿道感染可能的症狀

1. 頻尿
2. 容易尿急
3. 解尿困難或解尿時有灼熱感
4. 發燒
5. 小便有異味、血尿等

如何治療泌尿道感染

　　當出現頻尿、小便疼痛不適等症狀要就醫進行診斷，別認為留取尿液麻煩就不重視檢查。驗尿有助於排除其他泌尿道系統或腎臟疾病因素，對症下藥。

　　治療期間，醫師會根據感染的細菌種類與感染程度不同，採用口服或針劑給予抗生素。建議您補充足夠水分，配合正確排尿習慣，如不憋尿、排尿完後清潔乾淨，保持尿道口乾燥舒爽，此外，也建議您務必按時服藥，不能因症狀減輕就自行停藥。

　　因為抗生素使用方式不正確，易導致細菌產生抗藥性，當再次感染時，會大大增加抗生素治療的困難度。另一方面，糖友平時也要重視自己免疫系統的穩定性，預防疾病感染，才是最佳的處理之道。

　　治療結束後，還是要定期回診追蹤，確定細菌已完全消滅，如果發生反覆感染的問題，就需要進一步找出引發泌尿道感染的原因，例如血糖控制不佳、膀胱功能異常導致解尿不乾淨等，從根本著手治療，才能避免反覆感染喔！

糖尿病預防泌尿道感染的六大注意事項

1. 適當補充水分、不憋尿，有尿意時就上廁所。
2. 女性如廁後，由前往後擦拭尿道口，勿來回擦拭。
3. 無論男、女性，皆需保持尿道口清潔、乾爽。
4. 穿著棉質透氣的內褲，少穿過緊的束褲、緊身褲。
5. 保持血糖穩定空腹血糖宜 80-130 mg/dL，糖化血色素 7% 以下。
6. 避免使用陰道盥洗用品，以免破壞陰道正常酸鹼值，反而容易感染。

實用附錄篇

看懂抽血報告上的
檢驗數值

　　抽完血拿到檢驗報告，看著上面密密麻麻的檢驗數值，怎麼好像愈看頭愈暈了？到底這些檢驗數值有無異常？每項檢查又代表什麼意義？其實，讀懂抽血報告也是迎戰糖尿病的必備技能之一，現在就讓我們一起來瞭解抽血報告常見的各項數值指標！

血糖指標

糖化血色素 (HbA1c)	當葡萄糖分子和紅血球結合後就會形成「糖化血色素」，一旦葡萄糖和血色素結合就不容易脫落，直到紅血球細胞衰亡。一般紅血球的平均壽命為 120 天，因此檢測血液中糖化血色素的濃度，可以反映檢測前 2 - 3 個月的血糖變化趨勢。 糖化血色素愈高，愈可能出現糖尿病併發症，例如：大小血管的神經病變、腎功能受損、眼睛病變等。建議糖友將糖化血色素控制在 7% 以下，愈低就愈可以延緩併發症的發生。 • **建議目標：< 7%** (不同個體的標準會有差異，需個別化考量) • **一般正常的糖化血色素：4 - 5.6%** • **糖尿病前期：5.7 - 6.4%** • **糖尿病：6.5% 以上** • **過高**：表示血糖控制還是不理想，請再加油喔！
空腹血糖 (AC)	空腹 8-12 小時的血糖 • **建議目標**：80-130mg/dL • **過高**：表示血糖狀況不理想。 • **過低**：可能藥物劑量過多或是飲食攝取量不足。
飯後血糖 (PC)	飯後 2 小時測的血糖 • **建議目標**：< 160mg/dL • **過高**：可能飲食攝取過量，或是藥物劑量不足。 • **過低**：飲食攝取量與藥物沒有配合好。

腎功能指標

尿液白蛋白/肌酸酐比值 (UACR)	做為早期糖尿病腎病變的指標，當數值介於 30 - 300 毫克，稱為「微量白蛋白尿」(microalbuminuria)；數值大於 300 毫克，稱為「巨量白蛋白尿」(macroalbuminuria)。 • **建議目標**：< 30mg/g • **過高**：腎功能出現異常，建議要定期追蹤。
血清肌酸酐 (Creatinine)	身體肌肉活動的代謝產物，經腎臟過濾後由尿液排泄。腎功能如有異常，無法完全排出每日所產生肌酐酸，即會造成血中肌酐酸濃度上升。 • **正常值**：男 0.7 - 1.5mg/dL；女 0.5 - 1.2mg/dL • **過高**：腎機能異常、尿路阻塞。
血中尿素氮 (BUN)	蛋白質的代謝產物，經腎臟分泌而由尿液排出於體外。血中尿素氮的濃度可以反應腎功能異常，但無法代表異常程度。如有右側情況，會使數值暫時性上升： • **正常值**：7 - 20mg/dL 1. 缺乏水份 2. 吃大量蛋白質食物 3. 上消化道出血 4. 嚴重肝病 5. 使用類固醇藥物 6. 腎血流量不足
腎絲球過濾率 (eGFR)	考慮性別年齡以及血中肌酸酐換算而出的數值，數值愈小表示腎臟功能愈差，如果沒有罹患腎臟疾病，eGFR 的**正常值**：≥60 且沒有蛋白尿。

如果患有為慢性腎臟病，則可以按照以下分期做參考：

分期	eGFR	代表意義
第一期	≥ 90	腎功能正常，腎絲球過濾率正常或增加，但合併有**蛋白尿**、**血尿**等腎功能損傷狀況
第二期	60 - 89	輕度慢性腎衰竭，腎絲球過濾率輕微下降，但合併有**蛋白尿**、**血尿**等腎功能損傷狀況
第三期	30 - 59	初期腎病變，腎絲球過濾率中度下降，併發微蛋白尿症狀
第四期	15 - 29	腎臟病變，腎絲球過濾率嚴重下降，併有蛋白尿症狀
第五期	< 15	腎臟衰竭

血脂指標

低密度脂蛋白膽固醇 (LDL-C)

是對身體不好的膽固醇。附著在血管壁上,過量則時會導致動脈硬化,與心血管疾病的發生息息相關。
建議目標: < 100mg/dL;如果已經有心血管疾病建議 < 70mg/dL
過高: 表示有高脂血症,罹患心血管疾病比率會增加。

高密度脂蛋白膽固醇 (HDL-C)

又稱為「血管的清道夫」,可以幫忙清除血管壁裡過多的膽固醇,將其帶回肝臟代謝後再經由膽汁與腸道排出體外,有保護心血管的作用。
建議目標: 男生 > 40mg/dL;女生 > 50mg/dL
過低: 罹患心血管疾病比率會增加。

三酸甘油脂 (TG)

又稱中性脂肪,飲食中攝取過多精緻的糖和澱粉以及飲酒過量,都會讓三酸甘油脂過高,容易造成肥胖、慢性病、心血管疾病的發生。
建議目標: < 150mg/dL
過高: 可能飲酒過量或是精緻糖攝取過多,罹患心血管疾病比率會增加。
過低: 營養不良、甲狀腺機能亢進。

總膽固醇 (TC)

總膽固醇主要由低密度脂蛋白膽固醇和高密度酯蛋白膽固醇組成,是最常用來診斷高血脂的方法,若血液中總膽固醇大於200mg/dL,則會推斷為高血脂,容易引發心血管疾病。
建議目標: < 160mg/dL
過高: 罹患心血管疾病比率會增加。

肝發炎指標

當肝臟發炎時，肝細胞會壞死，GOT、GPT 就會進入血液中，造成肝指數升高。常作為肝臟發炎或受損程度的評估指標。

麩草酸轉 胺基酶 (GOT)	正常值：5 - 45u/l	丙酮轉胺 基酶 (GPT)	正常值：0 - 40u/l 過高：肝功能異常、 肝硬化、脂肪肝

如果血糖管理不佳，就容易發生糖尿病併發症，如：大小血管病變、腎病變等。所以除了要注意血糖的管控外，血脂肪、腎功能和肝功能的變化也是非常重要的喔！糖友們若能掌握各項檢驗數值的意義，以後拿到抽血報告時，就可以即時檢視哪些數值發生異常，控糖功力更上一層樓！

糖尿病患該做的
例行性檢查

　　糖尿病患定期回診絕對是必要的，但例行性的檢查、日常的自我照護和飲食控制更是需要多花心思的地方，以下的檢查項目提供給糖友參考：

糖尿病人臨床監測建議表

測試項目	建議頻率
糖化血色素及靜脈血漿糖	3 個月
糖尿病衛教	3 個月
血脂肪：低密度、高密度與總膽固醇 / 三酸甘油酯 若血脂異常或使用降血脂藥物	1 年 3-6 個月
腎臟：肌酸酐 /eGFR/ 尿液常規 / 白蛋白尿 若上述檢查異常需追蹤者	1 年 3-6 個月
眼睛：視力、眼底檢查	1 年
足部：脈搏、踝臂動脈收縮壓比值	1 年
神經病變：單股纖維壓覺、頻率 128 Hz 音叉 震動感、肌腱反射	1 年
口腔檢查	1 年
癌症篩檢	配合國健署癌篩政策
糖尿病人自我管理：體重、血壓、血糖、足部	經常
焦慮與憂鬱之評估	高風險病患或有臨床症狀時

資料來源：2018 糖尿病臨床照護指引

台灣節慶飲食指南

　　台灣以豐富多元的小吃聞名，特別是遇到特殊節慶時，更會應景來一份節慶美食，與家人一同開心過節。然而對於糖友來說，許多美食佳餚都是高糖、高油、高鹽的食物，要怎麼吃才能盡興、同時不讓血糖飆高呢？我們整理出節慶美食的注意事項，看完這份指南，相信下次在過節時，糖友也能吃得更有方向！

節慶美食總整理

節慶名稱	日期	節慶美食
農曆新年	每年1-2月	團圓飯、年糕、水餃等
西洋情人節 七夕情人節	2月14日 農曆7月7日	巧克力
清明節	4月5日	潤餅
母親節 父親節	五月第二個禮拜日 8月8日	蛋糕
端午節	農曆5月5日	粽子
中秋節	農曆8月15日	月餅、柚子、烤肉
冬至	12月21/22日	湯圓

農曆新年

　　過年與家人團聚，想要吃得安心、吃得健康，仍要把握「低油、低糖、低鹽」原則，適量攝取醣類，不過度飲酒，同時也要提醒糖友，吃完團圓飯後也可以與家人一同出去散步運動，也能幫助穩定飯後血糖喔！

全穀雜糧類

蘿蔔糕
廣式的本身已有餡料，建議用電鍋蒸煮後就可以直接食用了；傳統的只有蘿蔔絲的，建議蒸煮後可以沾上少許自製醬料 (白醋 + 清醬油 + 蒜末)

年糕
不管是甜年糕還是鹹年糕都是用糯米製成，一個在製備中加了糖 (糖分高)，一個是爆香料 (油脂高)，所以都不宜吃過多，建議淺嘗即可。

水餃
建議吃蒸餃，少吃煎餃，可以減少油脂的攝取。

豆魚蛋肉類

魚類
利用清蒸的方式取代糖醋，不但可以吃到魚肉的鮮味，也可以減少不必要的醣類與油脂的攝取。

紅燒獅子頭
傳統的紅燒獅子頭除了用豬絞肉製作外，還需用油炸來定型，建議可以在絞肉中加入豆腐，並利用烤箱將肉烤熟並定型，不但不失美味，健康也加分。

其他肉類與海鮮
雞肉、鴨肉也建議少吃油炸的，盡量去皮後再食用；海鮮類如明蝦、干貝、鮑魚和內臟類食物含的普林較高，本身有痛風或尿酸過高者，也要適量攝取。

蔬菜類

過年時節常常大魚大肉，而忽了青菜的攝取，造成營養攝取不均衡，建議除了多製備幾道低油或川燙的青菜外，在肉類的製備上也可以加入青菜的點綴，增加青菜的攝量。

水果類

象徵大吉大利的橘子和季節盛產的蜜棗、草莓也都要適量攝取，議天以 2 份水果為上限 (1 份切塊約 8 分滿的碗量或是棒球大小 1 顆)；另外一些水果的果乾如葡萄乾、龍眼乾也是屬於水果類，要一併列入醣類的計算喔。

油脂

除了烹調用的油脂和魚肉中所含的脂肪外，過年常吃的開心果、腰果、葵瓜子、堅果、花生，都是屬於油脂類食物，建議一天攝取在 5~10 顆即可。花生糖、芝麻糖，除了本身的油脂外還額外添加了許多糖，食用時要小心喔！

飲酒

過年期間免不了喝一點小酒助興，別忘了飲酒原則，絕對不可空腹飲酒，酒精會抑制肝臟的糖原分解成葡萄糖的反應，當空腹飲酒，酒精抑制了葡萄糖釋放入血液而無法保持血糖的穩定，就會產生嚴重的低血糖。

情人節

巧克力中的可可膏 (塊) 含有抗氧化的多酚類成分，目前有研究顯示多酚類有助於預防心血管疾病、提高身體對醣的代謝，有助於穩定血糖，所以適量攝取黑巧克力，也就是含有多酚類的抗氧化食物，有助於慢性疾病的預防。

但目前市售巧克力的油脂、糖量和熱量都不低，所以吃太多除了會讓體重上升，增加胰島素的阻抗外，也因為油脂的效應，會延緩血糖下降的速度，反而對於血糖管控會有負面的影響，所以必須適量攝取。

糖尿病吃巧克力四祕訣

1. 以黑巧克力為主，少選用白巧克力，因為白巧克力不含可可膏 (塊)，所以未含有多酚類的抗氧化物質。
2. 建議選用濃度較高的黑巧克力，因為巧克力濃度較高，表示額外添加的糖量愈少，營養價值較高，但還是要留意過多脂肪的攝取。
3. 看清楚成分內容物標示，減少選用含有「代可可脂」字樣的巧克力，代可可脂表示是使用植物油取代部分可可脂。
4. 建議一次食用分量 1/3 份醣 (5 克)，大約 10 公克巧克力就好。

清明節

潤餅算是眾多節慶飲食中，最適合糖友吃的食物了，1 張潤餅皮，醣量不到 1 份，其醣類食物主要是存在潤餅皮、糖粉和麵條中。糖友可以參考以下的醣類換算，依照自己每餐可以攝取的分量，做適當的搭配。

1 份醣 ＝潤餅皮 1.5 張＝ 1 湯匙的糖粉 ＝ 0.5 碗的油麵

除了含醣食物外，過多的油脂也會影響血糖的代謝數度，讓飯後血糖居高不下，像是富含油脂的滷肉、香腸、花生粉和約油炸製成的蛋酥都要減少攝取。除了清明節日外，平常也很適合當作早餐食用，只要控制好內餡的食材，多增加蔬菜量，減少油脂攝取，就可以吃的均衡又健康。

母親節 / 父親節 / 生日

蛋糕是屬於高糖高油脂的食物，糖量大概都佔總重量的 20-30% 左右，所以攝取分量就是重點，建議糖友一次攝取約掌心大小，讓糖量控制在 2 份以下，可以減少血糖的波動。

即使是低糖或無糖蛋糕，其中大部分是將砂糖改成比較不會影響血糖的代糖，但事實上，如果蛋糕裡有添加麵粉，麵粉的多寡也會影響血糖的變化，所以即使是低糖、無糖蛋糕，還是要適量攝取。吃完蛋糕後，不妨安排個戶外活動，與親朋好友一起散步走走，更可以穩定餐後血糖的表現喔！

- **戚風蛋糕**：如果吃一塊 80 公克的戚風蛋糕，糖量約總重的 25% ≒ 20 公克 (=1.3 份澱粉)，建議糖友盡量刮除過多的奶油部分，以吃蛋糕體為主。
- **起司乳酪蛋糕**：乳酪蛋糕的含糖量約總重的 23%，但因為油脂含量很高，在選擇上建議選輕乳酪蛋糕比較好。
- **慕斯蛋糕**：慕斯蛋糕的含糖量約總重的 20%，建議可以選擇清爽的水果口味，對健康比較沒有負擔。
- **冰淇淋蛋糕**：冰淇淋蛋糕的含糖量約總重的 25%-30%，建議吃小份一點，控制糖分攝取。

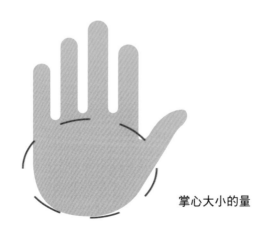

掌心大小的量

端午節

哪種粽子適合糖尿病吃？

　　不同地區的粽子，蒸煮方式、內餡都會有些差異。北部粽是一般糯米先炒再蒸，口味較重，熱量也較高；至於南部粽，則是用生糯米包上炒好的餡料，包粽後再放入水中煮，所以吃起來比較口感較清淡，熱量比北部粽低，較適合糖友食用。

先吃足量青菜再吃粽

　　市面上的粽子約有 4 份醣 (= 1 碗飯)，糖友可以依照一餐可以吃的澱粉量，適量攝取，一天頂多吃 1 粒就好。吃粽子前，建議先吃一盤燙青菜，可以有效地降低血糖上升的速度，穩定血糖表現；如果腸胃不好的糖友，建議粽子要趁熱吃，避免消化不良、腸胃不舒服的現象。

中秋節

中秋節是個與家人好友同聚的節日，許多人都會邊烤肉邊賞月，搭配柚子一起享用，要注意的是烤肉中不同種的澱粉要互相替換，掌握好澱粉攝取量。

烤肉
全穀雜糧類

不同種的澱粉可以互相替換，掌握好澱粉攝取量，讓你安心吃，例如：一餐可以吃1碗飯，在烤肉時，可以選擇這樣搭配：0.5 根玉米 + 2 片去邊土司 + 1.5 條的甜不辣。

豆魚蛋肉類

這類食物雖然不會直接造成血糖的上升，但過高的油脂會延緩血糖下降的速度，導致飯後高血糖，還是要多加留意。 建議總攝取分量約一個手掌大，選擇油脂含量低的肉，並減少醬料的使用。

蔬菜類

高纖的蔬菜，不但可延緩血糖的上升，又可以增加飽足感 ，建議搭配肉串一起使用，或是將絲瓜、香菇、洋蔥等青菜加上蛤蠣與少許鹽巴與水，一起放入鋁箔容器裡一起悶烤，也是不錯的選擇。

文旦柚子

水果還是跟平常原則一樣，一天不要吃超過 2 份，且不要在同一餐攝取，建議分至 2 - 3 餐使用，以應景的文旦來說，3 瓣約一份。

雖然柚子的 GI 值比其他水果低，但吃多了血糖仍會飆高，服用降血壓、降血脂藥的糖友，要避免與柚子一起吃，因為柚子內含有香豆素類、呋喃香豆素等成分，一起吃可能會產生不良反應，增加身體風險。

月餅

月餅的部分，由於一顆月餅的油脂、熱量皆高，建議可以將月餅切成 4 等份，一次品嚐 1/3 - 1/4 顆月餅，避免血糖波動太大。

吃完美食，與家人朋友一起到戶外散散步，欣賞皎潔的明月，也有助於血糖的下降，同時也別忘了利用配對血糖監測，瞭解自己這餐飲食是否有過量，以作為下次烤肉時的參考。

冬至

　　熱呼呼的湯圓包著甜滋滋的內餡，在冬至這天吃下湯圓表示又長了一歲，但湯圓的外皮是糯米做的，除了不好消化外，對血糖也會有直接的影響，建議要取代正餐的飯量，血糖才不會超標。

　　湯圓的含醣量和油脂不低，3 顆芝麻湯圓就等於 1/2 碗飯與 2 茶匙油，所以如果想吃 3 顆芝麻湯圓，當餐的飯量就要比平常少吃半碗；有餡的湯圓已經很甜了，建議湯底不要再加糖，可以用白木耳和桂圓取代紅豆和花生讓熱量更減半。

冬天湯圓的醣量計算：

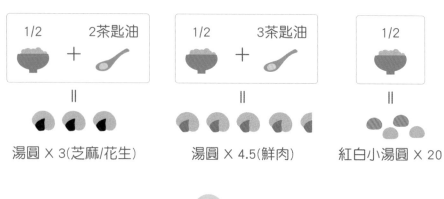

1/2 + 2茶匙油	1/2 + 3茶匙油	1/2
=	=	=
湯圓 × 3(芝麻/花生)	湯圓 × 4.5(鮮肉)	紅白小湯圓 × 20

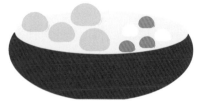

糖尿病可以保的保險

認識弱體保單

　　過去在投保健康險時，如果健康報告上出現糖尿病、慢性共病等字樣時，可能在核保過程中就被拒保或是保費金額很高，對糖友來說是沈重的負擔。目前保險公司有針對糖尿病患，當血糖控制在合理範圍，且還沒有出現任何併發症時的亞健康狀態時，可以投保的保險，稱作弱體保單，讓糖友如果以後真的有發生併發症時，也能有保險的協助，分擔一些醫療費用。

現在所發行的糖尿病保單和以前有什麼不一樣？

　　隨著科技發展，保險公司發現許多糖尿病患會透過數位工具 (如智抗糖 App) 進行自我照護，醫療單位也藉由數位照護工具的整合，為病人提供更完善的照護服務，所以現在愈來愈多保險公司願意將數位照護工具應用在糖尿病保單中，透過日常監測與每三個月定期上傳糖化血色素報告等方式，讓保戶可以用更合理保費投保糖尿病保單。

鼓勵積極控糖的糖尿病弱體保單

　　糖尿病是一種與生活行為緊緊相依的慢性病，所以國內外保險公司針對糖尿病前期與第 2 型糖尿病的糖友，大多希望從三個面向來提供糖尿病保單：

1. 保障原有醫療風險
2. 協助改善健康狀況
3. 節省保戶荷包

　　同時鼓勵糖尿病患者可以多使用類似「智抗糖 App」的工具來紀錄糖化血色素、日常血糖數值、飲食與運動等生活行為，把以上項目的達標機制作為隔年保費調整的依據，進而鼓勵糖尿病患可以更積極的改變生活行為。所以現在

糖尿病患不僅被拒保的機會將大幅降低，保費價格也會依血糖控制狀況而有所調整，「當您愈健康、保費就省愈多」。

如何選擇保單

　　每家保險公司推出的糖尿病弱體保單核保項目不盡相同，所需的保費也有所差異，建議糖友可以多方比較，依照自己的狀況和經濟能力來做挑選。

智抗糖合作醫療機構名單

台北

林瑞祥教授診所
永安診所
沈德昌診所
禾馨婦幼診所
新光醫院雲端糖尿病中心
和信醫院內分泌科
仁濟醫院透析中心
林口長庚新陳代謝科
關渡醫院糖尿病衛教室
國軍醫院
馬偕醫院新陳代謝科
台北榮總新陳代謝科
振興醫院
萬芳醫院
三軍總醫院

新北

怡兒雲端衛教中心
文鼎診所
凱程診所
新庚診所
順心診所
桃庚聯合診所
博新診所
祥恩診所
隆安診所
陳敏玲內科診所
雙和醫院

基隆

基隆長庚衛教室

桃園

同心青山診所
良祐診所
敏昌診所
安新診所
顏福順診所
陳治平診所
海華診所
活力診所
姜博文診所
民安診所
楊明診所
光文診所
芯悅診所
桃園醫院

新竹

安慎診所糖尿病衛教中心
惠慎診所
新竹國泰醫院新陳代謝科

宜蘭

陳煥文內科診所
信望愛診所
游能俊診所
吳震世診所
三星診所
開蘭安心診所

北部

台中

施俊哲診所
陳儀崇診所
十仁診所
魏嘉慶診所
高銘診所
健民診所
淨新診所
王欽耀診所
大雅長安診所
瑞東診所
王秉菴小兒科診所
豐原醫院糖尿病衛教中心
台中榮總
中國醫藥大學附設醫院

彰化

曾榮昌診所
陳嘉烈診所
慶鴻診所
謝立偉診所
鹿東糖尿病衛教室
鹿港基督教醫院
彰化基督教醫院
竹山秀傳醫院
彰化縣衛生局企劃科
線西鄉衛生所

南投

洪啟芬診所
育英診所
陳宏麟診所

雲林

雲林長庚紀念醫院
雲基糖尿病衛教中心

苗栗

祥安診所
財團法人為恭紀念醫院
祥恩診所

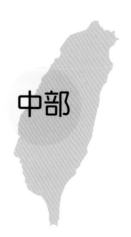

中部

嘉義

黃彬診所
大林慈濟 雲嘉控糖小學堂

台南

風典聯合門診
吳世安內科
周劍文診所
永德康內科診所
嘉義長庚紀念醫院
台南市立醫院

高雄

大政診所
吉泰內科診所
大嘉診所
大欣診所
健維診所
元成診所
高雄榮總
高雄市立旗津醫院
高雄長庚醫院糖尿病健康促進中心
高雄醫學大學附設中和紀念醫院

屏東

屏東縣糖尿病友運動計畫

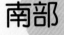

南部

花蓮

光鹽診所
康寧診所
花蓮門諾遠距照護中心

金門

衛生福利部金門醫院
金門縣金湖鎮衛生所
金城鎮衛生所
烈嶼鄉衛生所
金沙鎮衛生所
金門縣金寧鄉衛生所

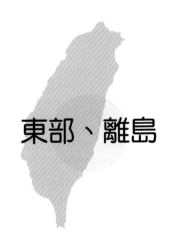

東部、離島

國家圖書館出版品預行編目資料

糖尿病照護必修課：圖解飲食、運動與藥物治療,教你用智慧正確抗糖
/ 智抗糖編輯室撰文.-- 初版. -- 臺中市：晨星, 2019.03
面； 公分. -- (健康百科；41)

ISBN 978-986-443-852-5（平裝）

1.糖尿病 2.健康法

415.668   108001840

健康百科 41

糖尿病照護必修課
圖解飲食、運動與藥物治療，教你用智慧正確抗糖

審定	游能俊 醫師
監修	陳宜萍 營養師
撰文	智抗糖編輯室
編輯企劃	吳育安
責任編輯	高永真
圖文設計	游尚傑
主編	莊雅琦
協助編輯	劉容瑄
校對	莊雅琦、劉容瑄
美術排版	曾麗香
封面設計	賴維明
創辦人	陳銘民
發行所	晨星出版有限公司 台中市西屯區工業30路1號1樓 TEL：(04)2359-5820　FAX：(04)2355-0581 行政院新聞局局版台業字第2500號
法律顧問	陳思成律師
初版	西元2019年03月23日
再版	西元2024年02月29日（六刷）
讀者服務專線	TEL：02-23672044 / 04-23595819#212 FAX：02-23635741 / 04-23595493 E-mail：service@morningstar.com.tw
網路書店	http://www.morningstar.com.tw
郵政劃撥	15060393（知己圖書股份有限公司）
印刷	上好印刷股份有限公司

定價390元
ISBN 978-986-443-852-5

Morning Star Publishing Inc.
All rights reserved.

可至線上填回函！